12周

癌症康复管理

营养 运动 心理

主　编　罗小琴　刘　军

副主编　宋东峰　姚　聪

编　者　（按姓氏笔画排序）

王武平　王娟毅　王童非　包　妮　权亚玲

刘　佳　刘　锐　刘士源　刘瑞廷　闫志红

杜逸枚　杨建刚　张慧咏　罗　肖　周　倩

倪永康　高　巍　黄钦贤　葛　鹏　曾翠兰

秘　书　李国华　杨鹤翔

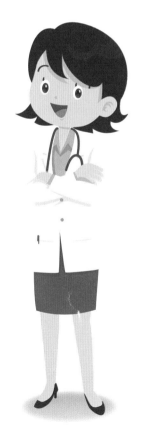

人民卫生出版社

·北京·

图书在版编目（CIP）数据

12周癌症康复管理：营养 运动 心理 / 罗小琴，
刘军主编. — 北京：人民卫生出版社，2024.3
　　ISBN 978-7-117-35805-7

　　Ⅰ. ①1… Ⅱ. ①罗… ②刘… Ⅲ. ①癌－康复 Ⅳ.
①R730.9

　　中国国家版本馆 CIP 数据核字（2024）第 021207 号

人卫智网	**www.ipmph.com**	医学教育、学术、考试、健康， 购书智慧智能综合服务平台
人卫官网	**www.pmph.com**	人卫官方资讯发布平台

12 周癌症康复管理：营养 运动 心理
12 Zhou Aizheng Kangfu Guanli: Yingyang Yundong Xinli

主　　编： 罗小琴　刘　军
出版发行： 人民卫生出版社（中继线 010-59780011）
地　　址： 北京市朝阳区潘家园南里 19 号
邮　　编： 100021
E - mail： pmph @ pmph.com
购书热线： 010-59787592　010-59787584　010-65264830
印　　刷： 北京瑞禾彩色印刷有限公司
经　　销： 新华书店
开　　本： 710×1000　1/16　　**印张：** 10.5
字　　数： 127 千字
版　　次： 2024 年 3 月第 1 版
印　　次： 2024 年 3 月第 1 次印刷
标准书号： ISBN 978-7-117-35805-7
定　　价： 46.00 元
打击盗版举报电话： 010-59787491　**E-mail：** WQ @ pmph.com
质量问题联系电话： 010-59787234　**E-mail：** zhiliang @ pmph.com
数字融合服务电话： 4001118166　　**E-mail：** zengzhi @ pmph.com

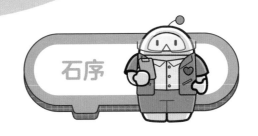

石序

在这个千里冰封的季节里，我有幸为《12 周癌症康复管理：营养 运动 心理》这本书撰写序言。在我的医学生涯中，我见证了无数癌症患者在康复过程中的艰辛与挑战。本书为癌症患者提供了营养、运动、心理等方面的宝贵资源，通过对这三方面的管理，为患者提供科学、系统的康复指导。

我的从医之路始于一颗渴望救治他人、减轻病痛的心。多年以来，我专注于肿瘤营养学科的研究与实践，深知良好的营养、合理的运动和积极的心理对于癌症患者康复的重要性。这本书结合了最新的科学研究和临床实践，为患者提供了较为全面的康复方案。

在肿瘤营养学科的发展历程中，我提出了"五位一体"的营养诊疗体系，旨在从多个维度为患者提供个性化的营养支持。在肿瘤治疗领域，营养治疗已不再是"附加题"，而是每一位癌症患者康复路径上的"必答题"。通过精准营养和个性化治疗方案，我们可以为患者提供更加有效的康复支持。因此，我希望这本书能够成为癌症患者康复过程中的一盏灯，引导他们走向更加健康、充满希望的未来。同时，我也希望医疗专业人员能够深入理解营养治疗的重要性，并将其作为癌症综合治疗的重要组成部分。

愿每一位读者都能从这本书中获得启发和帮助，一同见证癌症康复管理的新篇章。

石汉平　教授

首都医科大学附属北京世纪坛医院

2024 年 1 月于北京

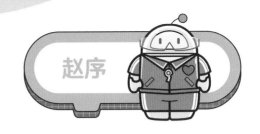

在癌症康复的道路上，我们每一步的努力都是为了更好地服务于患者，为他们提供科学、全面的康复指导。《12周癌症康复管理：营养 运动 心理》一书的出版，正是基于这样的愿景——将康复理念和实践经验结合起来，为患者和家庭提供一份明晰的康复计划。

身为本书的主审，我有幸见证并参与了这本书的诞生。本书秉承科学严谨的态度，基于最新的研究成果和实证医学的原则进行编写，综合最新研究和临床实践，确保提供给读者的是可靠和验证过的信息。作为多年的科研工作者，我深知医学的复杂性和多变性。而癌症康复不仅是医学的挑战，更是心理与生活的双重适应。本书集营养、运动、心理等多方面知识于一体，旨在为癌症患者提供全方位的康复参考。

本书同样强调了内容的实用性。作为一名长期致力于消化道肿瘤治疗和基础研究的外科医生，我深刻理解理论与实践的结合至关重要。本书着重于理论到实践的转化，确保每项建议和指导都富有实用性，让每个建议都是可操作的、每项指导都是实用的。

本书每一章节都融入了当今医学和康复领域的前沿知识，既有深度也有广度，涉及的内容不仅限于传统的康复方法，还包括了新兴的治疗技术和方法，反映了癌症康复领域的最新进展。此外，书中的每一章节都经过了精心设计，不仅旨在解答癌症康复过程中的疑问，也提供了实用的指导和建议，帮助读者建立起自我管理的能力。这些内容是基于广泛的文献查阅、专家意见和临床经验综合形成的。

我期望本书不仅是知识的传递，更是智慧的火花，能够激发读者对生活的热爱，对康复的信心，以及对未来的希望。愿每位读者在阅读后都能收获对自身康复过程的深刻见解，并在实践中找到适合自己的康复之路。

在这里，我要感谢所有参与本书编写的同仁，他们的专业知识和辛勤工作使得这本书的出版成为可能。我也感谢那些给予我们鼓励和支持的读者，正是你们的需求激励我们不断前行。我希望《12周癌症康复：营养 运动 心理》能够成为患者和护理人员的一手康复资料，帮助他们在治疗和康复的征程中找到希望和力量。

赵青川　教授

空军军医大学西京医院

2024 年 1 月于西安

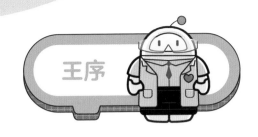

作者针对癌症患者在治疗过程中存在的营养、运动和心理问题，用全新的角度为患者答疑解惑，并且制订了12周的行动计划，为患者度过艰难的治疗阶段提供了合理膳食方案、运动指导方案，以及心理调整方案，增强了患者战胜癌症的信心。

合理膳食对保证机体摄入足够的热量、蛋白质、维生素和矿物质是非常重要的，也为患者战胜癌症奠定了基础。"饥饿疗法""忌口""盲目进补"等都不利于人体按需摄入足够的营养素。癌症治疗过程产生的食欲不振、恶心呕吐、便秘等问题也困扰着患者，通过合理膳食调控可以缓解这些问题，作者给出了切实可行的解决方案。对于不能正常进食的癌症患者，作者还给出了膳食补剂的合理使用方法。

适当运动对癌症患者缓解治疗中的毒副作用、缓解癌因性疲乏、保持良好的身体素质、增强治疗效果、减少复发的风险和与增加癌症抗争的信心是至关重要的。作者针对癌症患者运动时应注意的问题进行了全面阐述，消除了患者在治疗期间参加运动的顾虑。为了增加运动安全性，作者还阐述了癌症患者运动前进行评估的方法、如何选择适宜的运动方式、运动中的注意事项及合理的运动量的设计等。针对伴有不同并发症的癌症患者如何运动，作者也给出了行之有效的方法。

很多癌症患者在确诊后产生巨大的心理压力，如何化解这些压力是不得不面对的问题。作者指导患者和家人共同面对这一问题，并介绍"正念""冥想""呼吸训练""放松训练""感恩训练"等具体方法，从而使患者从容面对这一挑战，增强战胜癌症的信心。

  总之，这是一本科学性和实用性为共同特征的书，认真阅读并具体应用会给癌症患者和家人带来增强身心健康的作用。

王正珍 教授

北京体育大学

2024 年 1 月于北京

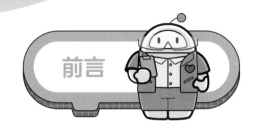

我在临床一线的一名学生给我描述了几段癌症病房里关于"吃"的"人间百态"：

"最近体重下降明显，我很想多吃一些，但就是没有胃口，吃两口就饱了。"

"也不知道为什么，嘴里没味儿，吃什么都不香。"

"我家里人都挺愁的，都不知道吃什么，我自己也不知道。"

"我妈听病友说这个不能吃，那个不能吃，直接让我喝了五天粥。"

"我希望医护人员能详细告诉我，最好是能经常提醒我一下，比如我化疗期间不可以吃什么，化疗后可以吃什么，吃什么东西有营养……"

在癌症人群中，类似的困惑普遍存在，甚至大家觉得癌症患者就应该骨瘦如柴，弱不禁风。对于大多数患者来说，出院才是康复的真正开始。由于缺乏科学系统的康复知识，他们会有极大的可能尝试一些"偏方"，触及一些"饮食禁忌"，或者遭遇一些"科学的"伪科学。获取营养是一项基本人权，然而癌症患者不管是在住院时还是在出院后，都容易发生营养不良，最常见的表现包括体重进行性下降、贫血、低蛋白血症、抵抗力低下等。营养不良不但会影响抗肿瘤治疗的效果，还会使放化疗的毒副反应加重，化疗几个周期，患者的身体可能"吃不消"。营养不良与放化疗不良反应互为因果，如果产生恶性循环，则会影响生命质量，缩短生存时间。另外，营养不良也是影响我国癌症患者 5 年生存率的重要原因之一。

记得在 15 年前，还在攻读营养学博士学位的我有幸参与了石汉平教授《肿瘤营养学》第一版的编写工作，第一次与肿瘤营养结缘。2018 年在波士顿美国营养学会年会上，石教授语重心长嘱托我要深入研究肿瘤营养学并帮助患者解决营养问题时，肿瘤营养的种子才真正在我心底生根发芽。2021 年 10 月，在陕西省营养学会和西安交通大学公共卫生学院的支持下，在石汉平教授、张瑞娟教授、赵青川教授以及各位专家的帮助下，我牵头成立了陕西省营养学会肿瘤营养分会，目的是充分发挥平台、桥梁、纽带作用，推动肿瘤营养学术交流和科学研究，加强肿瘤营养专业人才培养，扩大肿瘤营养科普知识宣传。其实，最后一点才是最难做的。营养健康教育是营养干预的基本内容，也是营养治疗的首选方法和营养咨询的重要环节，但这一环节往往不易引起重视。事实上，正如网络上减肥妙方一大把，超重肥胖的人却越来越多一样，患者和家属能获得康复知识的途径虽多，但他们却更加困惑和迷茫，毕竟这些信息良莠不齐，或片面，或偏激。因此，自分会成立之初，我们就计划编写一本可以对患者进行较为系统全面营养教育的科普图书。

显然，只有地基打得牢，风风雨雨才不倒。营养良好才能打好"持久战"。癌症康复，营养不是万能的！"生命在于运动"，运动也是一味神奇的"药"，但患者或家属普遍觉得静养才是更好的康复方式，这显然是一个误区！癌症患者不仅可以运动，还推荐进行科学运动、长期运动。除此之外，良好的心态也很重要。很多时候，往往一人患癌，全家沦陷，患者和家属可能难以面对病情、不能接受，心情沉重、痛苦万分。于是，在刘军教授（运动专家）和宋东峰医生（心理专家）的帮助下，科普书从最初只包含营养的定位变成了现在将要出版的《12 周癌症康复管理：营养 运动 心理》。

那么，为什么是 12 周呢？事实上，健康教育成败的关键在于教育对象的依从性，提高依从性是健康教育成功的秘诀。健康教育的目的是让教育对象"知、信、行"，即认识、接受和实践，其中"行"是最难的，其重要原因之一就是目标性不强。12 周就为教育对象设立了一个阶段目标，也是给患者的一份希望，我们通过每周设置相应的营养、运动、心理理论和实操内容，使患者和家属每天掌握一个知识点和实操点，然后去反复实践，接受程度会更好，教育成效也就更好。

患者健康教育并不是知识的简单传教过程，而是需要政府、医院、家庭、媒体，当然还有患者本人等不同主体的积极参与和相互配合。近年来，随着"互联网＋"思维的发展，我们也计划将互联网与传统癌症康复教育进行深度整合，将书中的内容制作成视频展示给读者，与书籍这一传统媒介交相呼应，共同推动癌症康复相关信息的传播。我们也致力于推动这些内容成为癌症相关科室重要的患教资料以及患者康复的重要工具。作为西安交通大学仲英青年学者，我还要特别感谢唐仲英基金会与西安交通大学教育基金会对青年学者的大力支持，让我有机会带领团队"服务社会、奉献爱心、推己及人、薪火相传"，给更多癌症患者和家庭带去专业的"爱的力量"。

罗小琴

2023 年 11 月 11 日

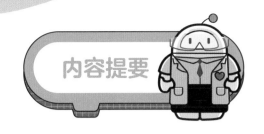

内容提要

　　本书不同于一般的癌症康复科普图书，而是一份亲切、实用的癌症康复全攻略。我们以科学的方法和系统的计划，帮助患者走向康复之路。通过 12 周的科学规划，涵盖营养、运动、心理健康等关键领域，确保患者在康复过程中获得尽可能全面且科学的支持。

　　本书主要根据癌症患者在治疗期和康复期可能出现的相关健康问题及其可能出现的时机，精心设置相应的营养、运动、心理理论和实操内容。前四周聚焦于膳食调整和运动规划，解决患者在日常生活中的实际问题；接下来的六周深入营养、运动、心理领域，提供专业的自我管理，调适建议以及应对放化疗并发症等复杂问题；最后两周涉及康复期管理。患者和家属每天掌握一个知识点和实操点，然后去反复实践，逐渐回归正常生活。

🎐 除此之外，本书还有以下几个特点：

　　◆ 春风化雨娓娓道来：以平实的语言解析康复中的关键问题，为读者答疑解惑。

　　◆ 跟着 12 周计划走：提供 12 周详尽计划，康复过程更具系统性和可操作性。

　　◆ 基于科学的建议就是好：所有建议基于最新医学研究成果，传递最有用的信息。

　　本书中对于"癌症"和"肿瘤"的用法这里要说明一下。老百姓谈癌色变，查体报告单上常出现的某某腺瘤、某某肌瘤，就会引起一阵恐慌。其实，人体肿瘤的种类繁多，命名复杂，并非所有的肿瘤都是恶性的，也并非所有的恶性肿瘤都称为癌症。那么到底怎么区分肿瘤和癌症呢？临床上的命名规则是什么？一般来说，肿瘤根据其组织或细胞类型以及生物学行为来命名。通常良性肿瘤会在组织或细胞类型的名称后面加一个"瘤"字，如平滑肌的良性肿瘤称为平滑肌瘤，腺上皮的良性肿瘤称为腺瘤。恶性肿瘤根据其组织来源分为"癌"和"肉瘤"。所有上皮组织的恶性肿瘤统称为"癌"，如腺上皮的恶性肿瘤称为腺癌，鳞状上皮的恶性肿瘤称为鳞状上皮细胞癌，简称鳞癌；而间叶组织的恶性肿瘤统称为"肉瘤"，如脂肪肉瘤、骨肉瘤、纤维肉瘤等。老百姓口中说的"癌症"，其实泛指所有恶性肿瘤，包括癌和肉瘤。因此本书中大多使用"癌症"一词，但在一些专业指南和专家共识中仍保留"肿瘤"一词。

★ 本书适合的读者范围广泛，主要包括：

◆ 患者本人：癌症患者需要了解如何通过饮食、运动和心理管理来满足他们的康复需求，并应对可能出现的挑战。

◆ 患者的家人和朋友：患者的家人和朋友可能需要了解如何为患者提供适当的饮食、运动和心理支持，以帮助他们更好地应对疾病和治疗。

◆ 医疗保健专业人员：医疗保健专业人员可以了解如何为患者提供适当的营养、运动和心理支持，并为他们提供相关的建议和指导。

◆ 营养师、运动教练和心理咨询师：营养师、运动教练和心理咨询师可以根据本书内容为患者提供个性化的饮食、运动和心理建议，并帮助他们制订适合的饮食、运动和心理计划。

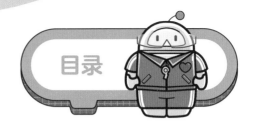

目录

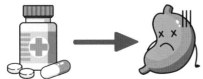

目录

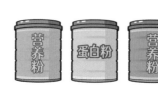

第四周

第五周

第六周

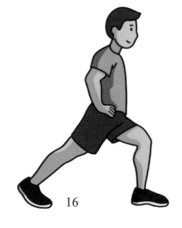

第七周

第八周

第九周

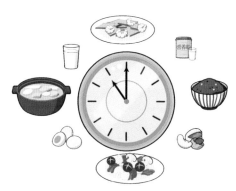

第十周

第十一周

第十二周

周一 癌症患者为什么容易出现营养不良？

癌症患者不管是在住院期还是在康复期，都容易出现营养不良。最常见的表现是体重进行性下降、贫血、低蛋白血症、抵抗力低下、易感染等。营养不良会影响抗肿瘤治疗的效果，加重放、化疗的不良反应，最终影响生命质量，缩短生存时间。

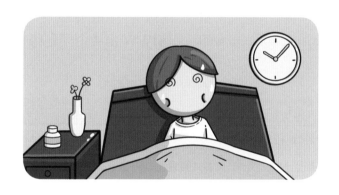

那么，患者为什么容易发生营养不良呢？一方面，肿瘤在生长分化过程中会产生大量炎症因子，影响患者代谢，使患者出现恶心呕吐、食欲下降、早饱等症状，导致营养摄入不足。另一方面，癌细胞在体内往往会出现掠夺式的生长，不仅消耗体内碳水化合物，还会消耗多种营养物质；同时，癌细胞易发生无氧糖酵解，在代谢过程中产生大量乳酸，乳酸代谢又会消耗大量的能量，形成著名的Cori循环。有研究表明，即使患者的饮食与患病之前毫无差别，每天仅因Cori循环也会多消耗约300千卡的热量。这是什么概念呢？可以理解为1个月不知不觉就丢掉1千克体重。

因此，结合以上两方面的原因，患者容易出现能量和蛋白质的严重缺乏，导致营养不良。

实操 营养不良的危害很多，但是怎样判断有没有营养不良呢？

临床上诊断营养不良的过程较为复杂，包括营养不良风险筛查、评估与诊断。营养风险筛查方法很多，常用量表法，欧洲肠外肠内营养学会（ESPEN）及中华医学会肠外肠内营养学分会（CSPEN）推荐采用营养风险筛查 2002（Nutritional Risk Screening 2002，NRS 2002）。NRS 2002 适用于一般成年住院患者，但其漏诊率高达 36%～38%。中国抗癌协会肿瘤营养专业委员会最近研制成功一种简易营养筛查工具，推荐用于我国肿瘤患者营养筛查：AIWW（age，intake，weight and walk）。AIWW 由 4 个问题组成（表 1）。

表 1 AIWW 营养筛查问卷

AIWW 营养筛查问卷
Q1：age（A），年龄，现在是否超过 65 岁？
Q2：intake（I），摄食，过去一个月，食欲或摄食量是否非主动减少？
Q3：weight（W），体重，过去一个月，体重是否非主动下降？
Q4：walking（W），步行，过去一个月，步速、步数或行走距离是否非主动减少？
注："是"得 1 分，"否"得 0 分，≥ 1 分提示或者存在营养不良风险

举例说明：王先生，50 岁，患结肠癌，身高 1.72 米，患病前体重 70 千克，三个月体重下降 12 千克，下降幅度 17%，平时食欲差，以前能吃 2 碗饭，现在只能吃 1 碗，每天饭后跟以往一样散步 30 分钟。王先生的 AIWW 评分为：0+1+1+0=2 分。结果判定：AIWW 评分 ≥ 1 分，提示患者存在营养风险，应进行进一步营养评定。

周二 癌症患者是否可以运动?

"生命在于运动",然而当患者被确诊后,患者本人或家属都觉得静养可能才是更好的休息方式,便于保存更多的体力与疾病抗争,更有利于康复。这显然是一个误区。事实上,患者不仅可以进行运动,还推荐进行长期适当的规律运动。

运动能够通过影响和改变肿瘤生存的微环境、抑制和逆转肿瘤的一些代谢途径,从而影响肿瘤的生长。运动可以提高机体免疫细胞数量,改善免疫力,控制肿瘤生长,也可通过减少和改善肿瘤发生的危险因素来预防其发生。运动可以降低肿瘤的生长速度和转移风险,降低肿瘤的复发风险,改善患者的预后,提高抗肿瘤治疗的效果,改善肿瘤相关症状和治疗过程中的一些不良反应。除此之外,运动还可以提高肌肉质量、心肺功能、平衡能力等,从而全面提升患者生活质量;运动还能增加与病友的交流机会,改善患者精神状态和提高患者战胜疾病的信心。因此,患者不但可以运动,还要坚持科学运动。

建议根据情况,选择自己喜欢并且适合自己的运动形式,既可以通过全身大肌肉群锻炼,也可以通过身体某个部位进行针对性锻炼以达到预期的锻炼效果。同时,在锻炼过程中,要善于自我观察,防止出现不良反应,并定期评估身体状况,以便调整锻炼方法。

实操 癌症患者运动前如何评估身体状况?

患者可以通过简易体能状况评估量表(表2)来综合评估自己的身体状况。该量表评估项目包括平衡能力测试、步行速度测试和座椅起立试验三项。

表 2　简易体能状况评估量表

评估内容		具体指标
平衡能力测试	并脚站立	持续时间 ≥ 10 秒,加 1 分
	半前后脚站立	持续时间 ≥ 10 秒,加 1 分
	前后脚站立	持续时间 3 ~ 9.99 秒,加 1 分
		持续时间 ≥ 10 秒,加 2 分
步行速度测试	测量 4 米步行所需时间	< 4.82 秒,加 4 分
		4.82 ~ 6.20 秒,加 3 分
		6.21 ~ 8.69 秒,加 2 分
		> 8.70 秒,加 1 分
		不能完成不得分
座椅起立试验	测量双手胸前交叉由坐姿站立重复 5 次所需时间	< 11.2 秒,加 4 分
		11.2 ~ 13.69 秒,加 3 分
		13.70 ~ 16.69 秒,加 2 分
		> 16.70 秒,加 1 分
		> 60 秒或无法完成,不得分

在平衡能力测试中，并脚站立测试时，需将双脚并拢站立；半前后脚站立是将其中一只脚的脚跟放在另一只脚的踇趾一侧；前后脚站立是将一只脚的脚跟放在另一只脚脚趾的正前方。步行速度测试是测量步行 4 米所需要的时间。座椅起立试验是测量胸前交叉双手从坐姿到站立重复 5 次所需的时间。

三种测试内容的得分标准如表 2 所示，总分最高 12 分，如果得分低于 8 分，则说明患者身体状况或肌肉功能较差，锻炼时更应该注意防止跌倒等风险发生。

周三　饥饿疗法可以"饿死"癌细胞吗？

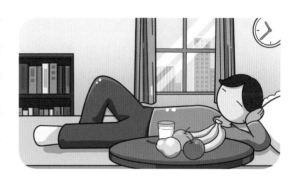

饥饿疗法，也就是常说的断食。有人认为，癌细胞的生长需要营养，所以把营养途径阻断后，就能抑制癌细胞的生长。事实上，这个方法并不可行，因为肿瘤是一种恶性消耗性疾病，即使机体处于饥饿状态时，癌细胞也照样不受约束无限疯长。癌细胞和正常组织细胞争抢"食物"，这就像蛮不讲理的人和知书达礼的人吵架一样，谁会占上风？所以说，癌细胞往往会"吃掉"属于正常细胞的"食物"，导致正常细胞"饿死"。阻断营养途径，还未达到饿死癌细胞的目的，我们身体的正常组织就会出现问题，得不偿失，而且很多患者在化疗过程中，容易出现消化道的不良反应，例如恶心、呕吐、腹痛、腹泻、食欲不振等，本身就无法保证营养摄入，进一步限制营养物质无异于"雪上加霜"。相反，提供充足的营养，可以改善患者代谢水平，增强抵抗力，更有利于正常组织与癌细胞作斗争。当然，由于癌细胞比较喜欢碳水化合物（也就是"糖"），饮食中可以适当减少碳水化合物的供能，增加脂肪供能，再加上充足的蛋白质，可以一定程度遏制癌细胞的生长。

实操 癌症患者的膳食有哪些原则？

根据中华人民共和国卫生行业标准《恶性肿瘤患者膳食指导》（WS/T 559—2017），对恶性肿瘤患者膳食指导原则如下：

- 合理膳食，适当运动。
- 保持适宜的、相对稳定的体重。
- 食物的选择应多样化。
- 适当多摄入富含蛋白质的食物。
- 多吃蔬菜、水果和其他植物性食物。
- 多吃富含矿物质和维生素的食物。
- 限制精制糖摄入。
- 抗肿瘤治疗期和康复期膳食摄入不足，在经膳食指导仍不能满足目标需要量的情况下，建议给予肠内、肠外营养支持治疗。

患者每天的食物可以包括：

- 谷类和薯类：保持每天适量的谷类食物摄入，成年人以每天 200～400 克为宜。在胃肠道功能正常的情况下，注意粗细搭配。
- 动物性食物：适当多吃鱼肉、禽肉、蛋类，减少红肉摄入。对于放、化疗致胃肠道损伤者，推荐食用软烂细碎的动物性食品。
- 豆类及豆制品：每日适量食用大豆及豆制品。推荐每日摄入约 50 克（50 克 =1 两）大豆，其他豆制品按水分含量折算。
- 蔬菜和水果：推荐蔬菜摄入量 300～500 克，建议食用深色蔬菜、叶类蔬菜。水果摄入量每天 200～300 克。
- 油脂：使用多种植物油作为烹调油，每天 25～40 克。

周四 运动会不会造成癌细胞扩散？

很多癌症患者害怕运动的原因之一就是担心在运动时因为身体耗氧量增多，心跳加速，血液循环变快，癌细胞会因此扩散得更快，甚至有人害怕运动时因为身体颤动、抖动等让癌细胞"摇跌"下来而导致扩散，其实这些想法显然是没有科学依据的。肿瘤是否转移主要是由肿瘤的特性决定的，癌细胞只会侵犯其周围的细胞或组织，并且只有当肿瘤生长过程中接触到淋巴或者血液循环系统，摆脱了基底膜的束缚之后，才会通过淋巴或血液扩散。心肺功能太差会使体内产生低氧环境，让肿瘤具有侵袭性，而运动可以保护血管功能正常，防止癌细胞逃逸。因此，运动并不是导致肿瘤扩散的因素，科学、适当的运动反而可以通过调节自身的免疫力、改善身体功能状态提高生活质量，增加癌症治愈的概率。

对于绝大多数癌症患者来说，建议将运动强度和运动量控制在自身能够承受的范围之内，尽量不要进行高强度或过量运动，因为身体过度疲劳会影响免疫力。此外，癌症患者免疫力低下，抵抗疾病或损伤的能力要比正常人低，一旦出现损伤或者疾病，更难恢复，甚至有一定概率会加重病情。所以癌症患者更需要把握运动强度和运动量。同时，在运动时还应注意，如果体内有肿瘤，要尽量避免对存在肿瘤的部位进行挤压，避免因为激烈运动而出现肿瘤破裂、大出血、急腹症等危险状况，也要避免因为运动挤压瘤体部位，使瘤细胞进入淋巴管或血管出现肿瘤扩散的可能，特别是乳腺癌、甲状腺癌、转移的淋巴瘤、皮肤黑色素瘤等。

实操 6 分钟步行试验

下面介绍一种评估心肺耐力的方法——6 分钟步行试验。测试患者在已标记距离的平直且硬的地面上行走 6 分钟的最大距离，患者按照自己的节奏行走，不要慢跑或奔跑。在测试过程中，如果患者有呼吸困难、筋疲力尽等感觉，可以放慢行走速度甚至停下来休息，等恢复后，再尽快继续行走。

在行走之前和之后需要测试者使用 Borg 评分量表（表 3）评估患者呼吸困难及疲劳程度。在进行这项评估前，需要注意一些禁忌证：如近 1 个月存在不稳定型心绞痛或心肌梗死；静息状态下，心率超过 120 次 / 分；收缩压高于 180mmHg，舒张压超过 100mmHg。

测试过程：患者在 6 分钟之内走尽可能长的距离，但不可以奔跑或慢跑。可以让家属辅助测试，当家属喊"停"的时候，患者站在当时的位置不动。6 分钟步行试验的测试结果评价：距离小于 150 米为心肺功能重度异常，150 ～ 425 米为心肺功能中度异常，425 ～ 550 米为心肺功能轻度异常。行走距离越长，说明心肺耐力和运动能力越好。

表 3 Borg 评分量表

0 分 完全没有，"没事"代表没有感觉到任何费力,没有肌肉劳累,没有气喘吁吁或呼吸困难
0.5 分 刚刚感觉到(非常微弱,刚刚有感觉)
1 分 非常轻微("很微弱"代表很轻微的费力。按照自己的步伐,愿意走更近的路程)
2 分 轻微("微弱")
3 分 中等(代表有些但不是非常的困难。感觉继续进行是尚可的、不困难的)
4 分 稍微严重
5 分 严重("强烈严重"非常困难、劳累,但是继续进行不是非常困难。该程度大约是"最大值"的一半)
6 分 5 ～ 7 之间
7 分 非常严重("非常强烈"能够继续进行,但是不得不强迫自己而且非常的劳累)
8 分 7 ～ 9 之间
9 分 非常非常严重(几乎达到最大值)
10 分 最大值("极其强烈最大值"是极其强烈的水平,对大多数人来讲这是以前生活中所经历的最强烈的程度)
得分

周五 确诊癌症后心态崩了？不，我们需要知道这一点！

"一定是搞错了！""为什么偏偏是我？""我不抽烟也不喝

酒，还经常锻炼，怎么我就得了癌症？""我不能接受！"

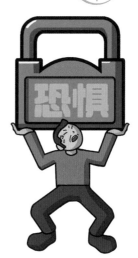

在确诊后，患者可能难以面对病情、无法接受、心情沉重、痛苦万分。其实这些想法和情绪是确诊后常见的心理反应。对抗癌症的第一步就是"面对"，患者需要尽快调整不良心态，及时就医，积极配合医护进行治疗。

其实，如果发现及时，许多早期甚至中期癌症都有可能临床治愈。良好的心态很重要，请勿听信谣言，抓住治疗时机，尽量积极配合正规治疗，避免肿瘤的不良发展，以便最大限度获得更好的治疗效果！

心态稳定在肿瘤整个康复治疗过程中起着非常重要的作用，对患者及其家属进行积极的心理调适，能更好地抚慰他们的病后心态，提高患属的抗癌信心，有利于选用更合适的途径帮助患者早日康复。

实操 患者及其家属该如何面对癌症呢？

患者 学会面对要从打开心扉开始，患者之间可尝试积极沟通，在了解病情的过程中，倾诉内心压力，相互支持，提高面对挫折和疾病的心理承受能力；通过与医护人员积极沟通，逐步正确认识肿瘤及其治疗的过程，积极接受治疗。在病情允许的情况下，适当进行运动，也可以培养适当的兴趣爱好。积极主动与家人、朋友沟通，避免把痛苦闷在心里。必要时，可以寻求专业心理医生的帮助，接受心理干预，或遵医嘱服用相关药物。

家属 亲人是患者最主要的心理支持，家属应给予患者足够的理解和陪伴，并配合医护人员进行治疗和康复。

抑郁和焦虑是患者最常见的不良情绪。如果发现患者有以下现象并持续一段时间，那么可能有较为严重的抑郁和焦虑倾向：

- 一天中的大部分时间或几乎每天都心情低落或郁郁寡欢。
- 近期体重变化明显或食欲改变。
- 睡眠过多或过少。
- 异常亢奋或精神不振。
- 言语中有表露感到自己没有价值或过度内疚的想法。
- 出现死亡或自杀想法。

······

患者对疾病的不了解、对失去亲人的恐惧，以及医疗负担也会让家属产生焦虑、抑郁情绪，日积月累容易导致心理问题。我们不得不承认，亲人之间往往有着很"复杂"的情感连接，如果方法不得当反而会增加彼此的压力，让情况变得更糟。所以家属可以多鼓励患者参加适量的工作和社会活动，减少孤独感。同时为了照顾好患者，家属本身也要注意调整好自我心态，必要时寻求专业人士的帮助。

第二周

周一 癌症患者是否需要忌口？鱼、虾等"发物"可以吃吗？

确诊为消化系统肿瘤的患者，由于疾病的关系，在服药期间，凡属生冷、油腻、辛辣等不易消化或有特殊刺激性的食物，不宜食用，因为这些食物会影响胃黏膜功能。忌口虽然有利于疾病治疗，但不能过于讲究，否则容易导致营养不良。

所谓"发物"一词就是从忌口这个概念中引申出来的，在民间流传久远，是指容易诱发某些疾病或加重已发疾病的食物。比如，常见的鱼、虾类食物易引起过敏；咳嗽患者对海鲜、河鲜之类食物特别敏感；胃病患者出现胃痛伴有反酸、烧心，需忌食韭菜、玉米、红薯、板栗等食物……但是，肿瘤既非过敏性疾病，也非传统意义上的疮疡肿毒，所以所谓"发物"引起肿瘤的复发和转移是没有科学依据的。实际上，"发物"不是某种特定食物，主要看患者的体质，以及所患疾病和中医证候等。例如高蛋白饮食对肾病患者而言是"发物"，因为可能加重肾脏的负担；但高蛋白食物却是癌症患者的"营养佳品"。因此，"发物"当因人而异，辩证看待，切勿以偏概全。中晚期患者容易出现营养不良，甚至恶病质，这大大降低了患者的抵抗力，会使肿瘤更易出现复发和转移，并且可能使患者无法耐受手术及放、化疗，从而使治疗被迫中断。很多被广大患者拒绝的"发物"中，

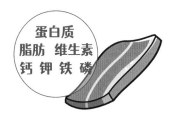

蛋白质
脂肪 维生素
钙 钾 铁 磷

大多数是富含各类营养素的优质食物，建议患者应根据自身情况制订"发物"宜忌食谱。至于其他"发物"，当尽力多食以补养身体，切勿盲目忌口以致营养不良，对康复不利。

实操 "发物"巧搭配——鲫鱼清汤羊肉

常言道"药补不如食补"，其中鱼肉和羊肉的滋补作用更是人人皆知，"鲜"字便是由"鱼"和"羊"组成。羊肉中含有大量蛋白质、脂肪、维生素，以及钙、钾、铁、磷等，营养价值很高。中医也认为羊肉甘温，能温阳散寒，补益气血，强壮身体。鲫鱼也含有丰富的蛋白质以及钙、磷、铁等矿物质，中医认为其偏温性，具有利水消肿、益气健脾以及缓解乏力的作用。下面我们来介绍一道鲫鱼清汤羊肉：

首先，准备一斤羊肉，切小块，冷水下锅，加葱姜段，料酒，煮出浮沫后捞出，清洗干净备用。

然后，将准备好的鲫鱼用少许油煎至两面金黄，装起来防止鱼刺漏出。

接着，将羊肉和鱼肉放入砂锅，加开水，少许葱段、姜和胡椒粉，盖上锅盖，大火煮半小时后转小火炖 1 小时。

最后，放入适量白萝卜丝，继续炖 10 分钟，加适量食盐和香菜。

一碗香气宜人，健康美味的鲫鱼清汤羊肉就好啦！记住，不要光喝汤不吃肉哦！

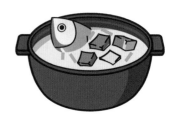

周二 癌症患者运动有哪些益处？

规律的运动锻炼能够帮助患者获得更好的治疗效果和更长的生存期。运动可增强抗肿瘤治疗的效果，降低抗肿瘤治疗的毒性，提高患者对治疗的耐受性；还可以降低肿瘤的生长速度、转移和复发风险，改善患者的预后。科学运动对患者是安全、有益的，且广泛适用于不同性别、年龄、癌种和接受不同方式治疗的患者。

除此之外，运动还有以下好处：

增强免疫力 运动锻炼可以改善免疫功能。首先，运动可以增强患者的免疫系统功能，促使更多的免疫细胞"奔赴"到肿瘤部位，更积极活跃地破坏和杀死癌细胞。其次，运动的强度与患者免疫细胞数量的变化之间存在关联。患者的心率和血压升高程度越大，转移到血液中的免疫细胞就越多。换句话说，运动的强度越高，越多的免疫细胞会从储存器官转移到血液中。即使患者身体状况不佳，进行适量的轻度或中度运动也是可行的。另外，运动还可以通过补体系统进行免疫反应的调整，从而对肿瘤的发生及发展起到控制作用。

减少疲劳 癌因性疲乏往往贯穿于治疗和康复的整个过程，可持续数月至数年。这不同于普通人所感受到的疲劳，无法通过休息得到缓解。一些出现癌因性疲乏的患者甚至无法进食或如厕，严重影响生活质量。对于许多有癌因性疲乏的患者来说，运动也许会让他们感觉困难或有压力。他们通常认为休息能缓解疲劳，但实际上过度的休息会使患者的精力大幅度降低，反而增加疲劳感。如果选择自己喜欢的低强度运动，摸索适合自己的运动时间和运动量，寻找出休息和运动之间的平衡，可以有效缓解疲劳感。

改善心肺功能 相比平静时，机体在运动时可调动更多的呼吸肌，吸入的氧气会多出几倍甚至十几倍，心跳和血流加速，氧供增加，可纠正细胞内低氧状态。很多患者因为体力活动不足而致心肺功能不佳，严重影响生活质量和疾病预后、转归。患者在放、化疗期间进行体育锻炼可改善治疗引起的疲劳和心肺功能下降，促进康复。对于肺癌患者，更需要科学的呼吸训练和有氧运动，帮助提升和恢复肺功能。

增强肌肉力量、降低骨质疏松风险 合理运动，特别是抗阻训练和平衡练习，可以改善肌肉功能，减少肌肉和骨质流失，延缓骨质疏松和肌少症出现，防止平衡能力和肌肉力量下降导致跌倒引发的骨折等不良事件。

改善不良情绪 运动是对抗抑郁的一味"良药"，患者通过运动可以缓解精神方面的压力。中等强度的运动，可以有效改善患者心理状态和睡眠不足。因此，每周进行 3 次 30 ~ 60 分钟的中等强度有氧运动，持续 12 周；或每周进行 2 次 20 ~ 40 分钟的有氧运动，外加 2 组 8 ~ 12 次重复的抗阻运动，持续 6 ~ 12 周，都能有效调节情绪。特别是当运动达到一定强度，身体有微微发汗，有气喘的感觉时，人体内会产生大量的内啡肽，增强愉悦感，还能有效缓解疼痛等不适。

增强战胜癌症的信心 考虑到患者面临的诸多障碍，运动依从性会变得非常差。参加广场舞、健身气功等活动，与病友一起锻炼，不仅能改善肌肉力量、心肺功能，还可以从他人的鼓励和参与中增加坚持运动的

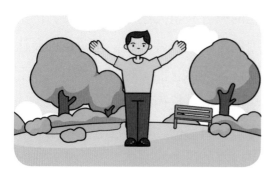

信心，身体获得益处后能进一步增强运动的信心和动力。通过达到设定的运动小目标，在身体功能不断获得改善的同时，还能增强战胜疾病的信心。

实操 移动能力评估（"起立 - 行走"计时测试）

我们可以利用"起立 - 行走"计时测试，简单评估患者运动和自身跌倒的风险。其方法如下：

患者坐在有扶手的靠背椅上，背部紧靠椅背，双手放在扶手上。如果使用手杖等辅助器具，则需将辅助器具握在手中。在离座椅 3 米远的地面上贴一条彩条或画一条可见的粗线或放一个明显的标记线。

当测试者或家属发出"开始"的指令后，患者需要从靠背椅上站起。站稳后，按照平时走路的步态，向前走 3 米，过粗线或标记物后转身，然后走回到椅子前，再转身坐下，靠到椅背上。测试过程中测试者或家属不能给予任何躯体的帮助。记录患者背部离开椅背到再次坐下靠到椅背所用的时间（以秒为单位），以及在完成测试过程中出现可能会摔倒的情况。正式测试前，允许患者自己先练习 1～2 次，以确保患者熟悉并理解整个测试过程。之后测量 2～3 次取平均值。

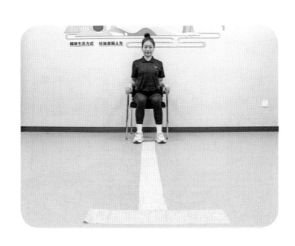

结果评估：

完成时间小于 10 秒，说明患者移动能力好，可自由活动。

完成时间 10 ~ 20 秒，说明患者移动性好，可单独外出，移动无需步态辅助。

完成时间 20 ~ 30 秒，说明患者不能单独外出，需要步态辅助。

完成时间大于 30 秒，说明患者行动不便，需极大帮助才可以完成大部分的活动。

有了这个小测试，就能基本判断患者是否可以进行或者进行什么样的体力活动。

周三 癌症患者为什么要合理营养？

患者的营养需求主要包括两大部分：一是日常的基本营养需要，二是弥补肿瘤高消耗的额外营养需求。但往往由于各种原因，这两方面的需求都不能得到很好的保障，患者极易发生营养不良。研究表明，营养不良是导致患者死亡的主要原因之一。因此想打败肿瘤这个敌人就要从注重"吃"开始。合理营养不仅仅是吃饱，更是吃好，给身体提供足够的能量和营养去对抗癌细胞。合理营养是控制肿瘤的根本途径，是抗癌治疗的前提，如果患者营养状况很差，很多抗癌治疗根本无法进行。

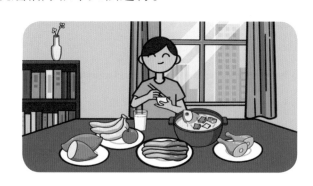

无论是现代营养学，还是传统的药食同源学说，食物是人类赖以生存的物质基础这一核心都不会动摇。我们利用食物中的各种营养素（蛋白质、脂类、碳水化合物、矿物质、维生素、膳食纤维和水）来维持生长发育和生存，同时汲取其中的生物活性成分，包括类胡萝卜素、皂苷等植物化学物和肉碱、牛磺酸等生物活性成分，来预防心血管疾病和癌症等。人们也逐渐认识到身体的营养状况与免疫功能之间的关系非常密切，营养不良容易导致免疫功能减退，感染甚至肿瘤的发生，而后者又会诱发或者加重营养不良。免疫系统需要外来的喂养和供给，充足的能量和精致设计的营养，是免疫力保持活力、维持战斗力的根本。均衡饮食，合理营养是维持正常免疫功能的基本条件，对于癌症患者来讲，更是如此。

　　因此，合理营养不但能增强免疫力，提高对手术、放疗、化疗的耐受性和敏感性，减少并发症的发生，还能缩短住院时间，节约花销，提高患者生存时间和生活质量。

实操 癌症患者饮食可遵循"三高一低"

　　三大宏量营养素（也称"产热营养素"）包括碳水化合物、脂肪和蛋白质，给我们提供了每天所需的能量。中国营养学会推荐健康成年人三大宏量营养素供能的百分比分别是：碳水化合物 50% ~ 65%，脂肪 25% ~ 30%，蛋白质 10% ~ 15%。癌症是高消耗性疾病，加上癌细胞更"偏爱"碳水化合物，因此在患病期间可以采用"三高一低"的原则，即高热量、高蛋白、高脂肪，低碳水化合物。

　　不过，患者存在荷瘤和非荷瘤两种状态，简单来说就是肿瘤是否还在体内。两种情况下能量需求情况有些不一样。

　　对于荷瘤患者，可以提高脂肪的摄入量，碳水化合物和脂肪的供能比可为 1:1。餐盘建议为：碳水化合物 35% ~ 40%，脂肪

35% ~ 40%，蛋白质 20% ~ 30%。而对于非荷瘤患者，就不用特意提高脂肪的摄入量了。餐盘建议为：碳水化合物 45% ~ 50%，脂肪 25% ~ 30%，蛋白质 20% ~ 30%。

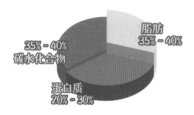

荷瘤患者三大宏量营养素供能比

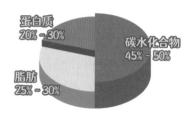

非荷瘤患者三大宏量营养素供能比

注意：进食的蛋白质以动物蛋白和大豆蛋白为佳，推荐适当进食鱼类、坚果等富含脂肪酸的食物，限制进食白糖、红糖、冰糖、蜂蜜、果汁等精制糖。

周四 癌症患者进行运动之前一定要进行评估吗？

运动对于癌症患者来说有诸多益处，那么在进行运动之前一定要进行评估吗？通常，肿瘤的类型、发生部位、疾病分期、健康状况等多种因素会影响抗肿瘤治疗的方式，而后者对于运动能力的影响也不尽相同。因此，在进行运动或制订安全有效的运动计划前，需要全面了解肿瘤的类型和分期，熟悉其常见的治疗方式，以及这些治疗可能引起的副作用和对运动能力的影响。理想状态下，在制订具体的运动干预计划之前，需筛查患者的运动风险和评估体适能，了解患者的运动禁忌证以确定患者是否适合运动，可耐受多大的运动强度，以及从事什么样的运动项目。

对于癌症患者而言，动起来就比静坐有益。运动对于癌症的预防和控制具有关键作用，患者在治疗中和治疗后进行运动是安全的，即使存在一些运动风险，也是利大于弊。

因此，患者应该接受心肺耐力、肌肉力量和耐力、柔韧性、身体成分和平衡能力等健康相关体适能的评估，在接受评估之前，可以用体力活动准备问卷（PAR-Q/PAR-Q[+]）进行运动风险筛查（将在第三周中详细说明）。患者在进行小强度的步行、渐进性的力量练习和柔性练习之前也可以不进行评估，以鼓励更多的患者能够将运动纳入其治疗和康复计划中，并切实体会到运动带来的益处。

实操 简易评估下肢肌肉力量（坐立试验）

下肢力量可以很好地反映人体的肌肉质量。下面介绍一种方法——坐立试验，可用于简单评估患者的下肢肌肉力量和耐力、运动能力和平衡能力。

测试方法：将双手交叉于胸前，从站立姿势开始坐下，将背部挺直，注意不能贴于椅背；起立时要求膝完全伸直。当测试人员发出"开始"口令后，患者从坐位完全站起，再完全坐下，记录30秒内的完成次数。不正确的站立姿势不计数。

需要注意的是，如果患者被诊断发生了骨转移，已知或疑似患有骨质疏松症，则应避免对肌肉力量和耐力进行常规评估，特别是避免自己操作。

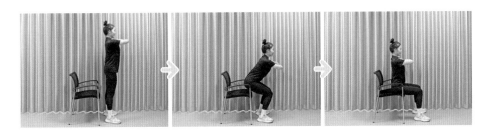

测试完毕后，可参考表4评估等级，如果30秒内能做22个以上，说明下肢肌肉力量较好，如果不能超过15个，说明下肢力量

较差，需进行针对性的康复训练，并结合营养进行针对性补充，从而有效提高下肢肌肉力量，防止跌倒。

表4 30秒连续坐椅次数评价等级（单位：个/次）

评价等级	优	良好	中等	较差	差
30s 连续坐椅次数	22 及以上	18 ~ 21	15 ~ 17	12 ~ 14	12 以下

周五　可能要面对很多棘手的问题，准备好了吗？

对于绝大多数人来讲，癌症既熟悉又陌生。熟悉的是大家都觉得癌症非常可怕、一旦确诊似乎就宣告生命即将终结，陌生的是不知道从确诊到生命终结自己会经历什么样的痛苦。

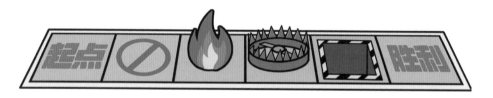

事实上，现代医疗技术的发展，已经让患者的死亡率大大降低，很多肿瘤在良好治疗的基础上是可以治愈的！当然，这个过程确实没有说起来那么轻松，患者可能会面对很多棘手的问题。我们提出这些问题，不是增加患者的不安，而是希望患者能提前做好心理准备来迎接这些挑战，因为当对"未知"了如指掌时，我们便不再恐惧。

持续性高热　患者出院之后应该观察有没有发热的情况、是否存在免疫缺陷性疾病、是否留置各种导管，同时要了解最近使用的药物，是否出现了药物热等。持续性发热应该在医生指导下合理使用解热镇痛药，若不能退热或体温超过了 38.5℃，应该做一些合理的检查，合理地使用药物。若是有明确的心脏病史，则必须尽快降温，防止出现失代偿性心功能不全。

身体疼痛　几乎所有的患者在病程中都会出现不同程度的疼痛，可以用数字分级法和疼痛面容评分表来评估自己疼痛的级别。如果疼痛不能耐受，应向医生寻求帮助，同时严格按照医嘱服药，掌握使用镇痛药物的剂量、避免不良反应的发生。

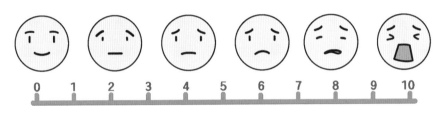

说明：轻度疼痛（1～3），中度疼痛（4～6），重度疼痛（7～10）。

出血　部分患者可能会出现瘤体出血或咯血、便血等情况，此时应保持镇静，避免惊慌。在确保呼吸道通畅的情况下，做必要的止血处理再及时送医就诊。

恶心、呕吐　接受放疗或者化疗后，一段时间内可能会出现恶心、呕吐的情况，可向医生寻求帮助。

心理困扰　患者一般会经历五个心理变化阶段——否认期、愤怒期、协议期、绝望期、接受期。否认期：刚刚确诊，患者很难接受，可能会否认得病的事实，去多家医院检查；愤怒期：由于事实不能改变，会出现愤怒的情绪，不明白为什么自己会得病，表现出暴躁的言行；协议期：经过一段时间的愤怒和发泄，慢慢变得平静，求生欲望很强，希望得到好的治疗；绝望期：由于癌痛、治疗时出现的不良反应导致身体不适，变得悲伤、沉默、忧郁；接受期：接受现实，接受疾病与治疗造成的改变。若患者出现心理问题，应该及时寻求医生的帮助，避免擅自处理，或听之任之。

第三周

癌症患者需要吃人参、冬虫夏草等补品或保健（功能）食品吗?

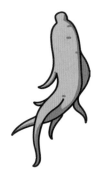

中华传统保健饮食和中华药膳已有几千年的历史。近年来，保健（功能）食品发展迅猛，大批产品涌向市场。这些产品的各种保健声称常常让患者和家属不自觉地对号入座，并寄予种种希望，许多人舍不得吃穿，却舍得花几千甚至上万元购买各种保健食品或人参、冬虫夏草等昂贵补品。

从现代营养学的角度来看，人参、冬虫夏草等食品中的某些活性成分可以增强机体免疫力，在患者对抗肿瘤过程中起到一定的辅助效果。从中医角度来讲，药食同源，辨证论治，进补的原则是"因人制宜、因时制宜、因病制宜"，即根据患者的体质、治疗所处的阶段以及肿瘤的种类采取不同的进补方法，可能会达到一定的治疗效果。值得注意的是，很多患者及其家属盲目购买相关产品，一股脑儿进补，这是非常不可取的。以冬虫夏草为例，其属于中药材，并不是药食两用，首先不能作为保健食品原料；其次，不管是冬虫夏草、冬虫夏草粉还是纯粉片产品，都比较容易发生重金属超标，如砷超标，长期食用反而有害健康。

其实，保健（功能）食品只是食品的一个种类，具有一般食品的共性，能调节人体的机能，适于特定人群食用，但不以治疗疾病为目的，更不能将其神化。目前的各种临床指南或专家共识都不建议食用保健（功能）食品来预防或治疗癌症，若只是以保健为目的，可以选择具有国家相关部门审批认证的天蓝色标识（俗称"蓝帽子"）的产品，并检查标识下是否有可通过网络查询的保健食品批准文号。

对于癌症患者比较常用的保健（功能）食品主要分为两类：营养素类和生物活性成分类。前者主要包括七大营养素单品种或复合营养素产品，比如复合维生素、钙片等；后者主要包括来源于植物化学物和动物性生物活性成分的产品，比如花青素、类胡萝卜素等。以类胡萝卜素为例，其抗氧化的功能非常优秀，但具有双向调节作用，即适量时发挥抗氧化活性，但过量则有促氧化的作用，甚至会增加癌症复发等风险。

因此，不管是哪类产品，最好的来源应该是食物。根据中华人民共和国卫生行业标准《恶性肿瘤患者膳食指导》（WS/T 559—2017），常见富含对癌症患者有益的营养素，如铁、维生素 C、维生素 E、β- 胡萝卜素和硒的食物如表 5 - 表 9 所示：

表 5　常见富含铁的食物

名称	含量（mg/100g）	名称	含量（mg/100g）
蛏子	33.6	奶疙瘩（奶酪干，干酸奶）	18.7
鸡血	25	藕粉	17.9
豆腐干（小香干）	23.3	腐竹	16.5
鸭肝	23.1	糜子米（炒米）	14.3
芝麻（黑）	22.7	山羊肉（冻）	13.7
猪肝	22.6	鸡肝	12
鲍鱼（杂色鲍）	22.6	樱桃（野，白刺）	11.4
桂花藕粉	20.8	马铃薯粉	10.7

名称	含量（mg/100g）	名称	含量（mg/100g）
酸酪蛋	20.6	鸡蛋黄粉	10.6
胡麻子	19.7	猪腰子	6.1
口蘑(白蘑)	19.4	驴肉(瘦)	4.3
扁豆	19.2	牛肉(肥瘦)	3.2
猪肉	1.6	羊肉(肥瘦)	2.3
鸡蛋(白皮)	2		

注：以上数据来自《中国食物成分表2019版》。

表6　常见富含维生素C的食物

名称	含量（mg/100g）	名称	含量（mg/100g）
甜椒(脱水)	846	毛核桃	40
枣(鲜)	243	油菜	36
橘汁(VC蜜橘)	187	蒜苗	35
辣椒(红、小)	144	橙	33
蜜枣(无核)	104	菠菜(赤根菜)	32
芥蓝(甘蓝菜,盖蓝菜)	76	大白菜	31
中华猕猴桃(毛叶猕猴桃)	62	芥菜(雪里红,雪菜)	31
苦瓜	56	柑橘	28
红果(山里红,大山楂)	53	马铃薯(土豆,洋芋)	27
西兰花	51	杏仁	26
香菜(芫荽)	48	栗子(鲜)	24
草莓(洋莓,凤阳草莓)	47	萝卜(红心萝卜)	20
水萝卜(脆萝卜)	45	菠萝(凤梨,地菠萝)	18
芦笋(石刁柏,龙须菜)	45	蚕豆(鲜)	16

续表

名称	含量（mg/100g）	名称	含量（mg/100g）
藕（莲藕）	44	荔枝	41
木瓜（番木瓜）	43		

注：以上数据来自《中国食物成分表 2019 版》。

表7　常见富含维生素 E 的食物

名称	含量（mg/100g）	名称	含量（mg/100g）
鹅蛋黄	95.7	牛肉松	18.24
葵瓜子仁	79.09	花生仁（生）	18.09
芝麻（黑）	50.4	鸡肉松	14.58
核桃（鲜）	41.17	鸡蛋黄粉	14.43
葵花子（生）	34.53	辣酱（豆瓣辣酱）	13.62
松子（生）	34.47	鲜赤贝	13.22
黄豆粉	33.69	赤贝	13.22
羊肝	29.93	鸭蛋黄	12.72
腐竹	27.84	扇贝（鲜）	11.85
素鸡丝卷	27.72	桑葚	9.87
豆腐卷	27.63	口蘑（白蘑）	8.57
甘薯粉（地瓜粉）	26.4	木耳（水发）	7.51
榛子（炒）	25.2	红果（山里红，大山楂）	7.32
小麦胚粉	23.2	腊羊肉	7.26
红螺	20.7	腊肉（生）	6.23
杏仁	18.53		

注：以上数据来自《中国食物成分表 2019 版》。

表 8 常见富含维生素 A 的食物

名称	视黄醇当量 (μgRE/100g)	名称	视黄醇当量 (μgRE/100g)
羊肝	20972	鸡蛋黄粉(蛋黄粉)	776
牛肝	20220	胡萝卜(红)	688
鸡肝	10414	胡萝卜(黄)	668
鹅肝	6100	菠菜(脱水)	598
猪肝	4972	油菜(脱水)	577
鸭肝(母麻鸭)	4675	芥蓝(甘蓝菜)	575
猪胆肝	3582	白脱(食用,牛油黄油)	534
胡萝卜(脱水)	2875	鸡蛋粉(全蛋粉)	525
鸡肝(肉鸡)	2867	芹菜(叶)	488
甜椒(脱水)	2818	菠菜(赤根菜)	487
鸭蛋黄	1980	鸭(母麻鸭)	476
鹅蛋黄	1977	芫荽(脱水)	472
西洋菜(豆瓣菜,水田芥)	1592	胡萝卜素王	450
芒果(抹猛果,望果)	1342	苜蓿(草头金花菜)	440
西兰花(绿菜花)	1202	鸡蛋黄	438
冬寒菜(冬苋菜,冬葵)	1158	荠菜(蓟菜)	432
奶油	1042	辣酱(豆瓣辣酱)	417
鸭肝	1040	蟹(踞缘青蟹,青蟹)	402
鸡心	910	茴香菜(小茴香)	402
桔(早桔)	857		

注:以上数据来自《中国食物成分表 2019 版》。
总视黄醇当量(μgRE)= 视黄醇(μg)+β- 胡萝卜素(μg)×0.167+ 其他类胡萝卜素(μg)×0.084

表9 常见富含硒的食物

名称	含量(mg/100g)	名称	含量(mg/100g)
猪肾(腰子)	156.77	豆腐干(小香干)	23.6
牛肾	70.25	西瓜子(炒)	23.44
小麦胚粉	65.2	鹅	17.68
羊肾	58.9	牛乳粉(多维奶粉)	16.8
鸭肝	57.27	杏仁	15.65
松花蛋(鸡蛋)	44.32	奶疙瘩(奶酪干,干酸奶)	14.68
鸡蛋粉(全蛋粉)	39.1	鸭	12.25
鸡肝	38.55	奶片	12.1
腰果	34	猪肉	11.97
羊肉(肥瘦)	32.2	鸡	11.75
扁豆	32	牛肉	6.45
鸡蛋黄粉	27.7	桑葚	5.65
鹅蛋	27.24	金针菜(黄花菜)	4.22
南瓜子(炒)(白瓜子)	27.03	菠萝蜜	4.17
鸡蛋黄	27.01	海带(江白菜)	3.54
鹅蛋黄	26	香菇(香蕈,冬菇)	2.58
松花蛋(鸭蛋)(皮蛋)	25.24	人参果	1.86

注:中华人民共和国卫生行业标准《恶性肿瘤患者膳食指导》(WS/T 559—2017)。

实操 癌症患者药膳食疗食谱举例

王某,男,55岁,肺癌术后。身高175cm,6个月前体重70kg,现在体重50kg。存在睡眠障碍、乏力、抵抗力差等症状。血液生化检查发现总蛋白、白蛋白、前白蛋白都低于正常值,血常规检查结果显示中度贫血。

根据患者状态,总体上应当基于高能量、高蛋白膳食。但因为患者食欲差,应当少食多餐,除早、中、晚三餐外,在两餐间增加早点和午点，可以通过口服肠内营养粉来增加能量和蛋白质的摄入。同时适当引入一些药膳食材，如山药、黄芪、枸杞、莲子等。

下面为王某设计一天的简要食谱：

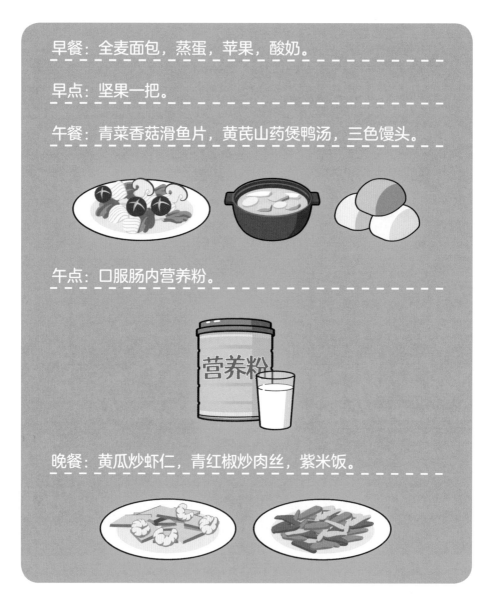

早餐：全麦面包，蒸蛋，苹果，酸奶。

早点：坚果一把。

午餐：青菜香菇滑鱼片，黄芪山药煲鸭汤，三色馒头。

午点：口服肠内营养粉。

营养粉

晚餐：黄瓜炒虾仁，青红椒炒肉丝，紫米饭。

在食谱设计上要考虑患者平时饮食喜好以及消化能力，选用富含优质蛋白的食物，食材当地当季，兼顾色香味。食谱中的山药鸭煲，根据患者疾病、治疗过程和体质辨识，采用中医药膳进行调理，可以起到健脾润肺、补中益气、增加免疫的功效。

周二　运动前如何进行简单风险评估？

虽然并不要求所有患者在运动前都进行专业评估，但鉴于肿瘤类型的多样性和不同治疗手段的副作用，在制订精准的运动方案之前仍需对患者进行简单的运动风险评估。具体要怎么评估呢？在这个过程中又要注意哪些问题呢？

首先，需要评估患者病史和当前体力活动水平。 对患者确诊之前和当前的体力活动水平进行评估，重点评估患者进行体力活动时的障碍、运动损伤史、患病史及家族史，特别是心血管疾病家族史。

其次，患者需要常规医学评估。 患者在开始运动测试及正式运动之前需要做进一步的医学检查，如心率、血压、心电图、血脂和血糖等，还需要对外周神经、肌肉、骨骼的疾病风险进行医学评估。已经发生骨转移的患者，在开始运动之前需要通过评估确定运动方式、强度、频率。采用激素治疗的患者，需要评估骨折发生的风险。

最后，特定癌种的医学评估。 对于一些特定的癌症患者，需要针对性地进行评估。例如：乳腺癌患者在进行上半身运动之前，需要对上肢和肩部的能力进行评估，如果接受过雄激素剥夺治疗，需同时做骨密度的评估；结直肠癌手术造瘘患者在参加较大强度运动之前，应该评估是否已经建立连续且主动的感染预防措施；妇科癌症患者伴有肥胖时，在进行较大强度有氧运动或抗阻运动前推荐对下肢淋巴水肿进行评估等等。

实操 采用 "PAR-Q 问卷" 进行运动前健康筛查

上述评估方法较为复杂，如果您的年龄在 15 ~ 69 岁，可以通过体力活动准备问卷（PAR-Q 问卷）（表 10）进行简单的健康筛查，确定是否可以放心地开始运动。

表 10　身体活动准备问卷（PAR-Q）

如果您的年龄是在 15 ~ 69 岁，请回答下面方框中的 7 个问题。（回答问题时最好依据您的一般感觉。请仔细阅读并诚实回答每一个问题，选择是或否。）

是　否

□　□　1. 医生是否曾经告诉过您患有心脏病并且只能参加医生推荐的体力活动？

□　□　2. 当您进行体力活动时，是否感觉胸痛？

□　□　3. 自上个月以来，您是否在没有参加体力活动时发生过胸痛？

□　□　4. 您是否曾因为头晕跌倒或曾失去知觉？

□　□　5. 您是否有因体力活动变化而加重的骨或关节问题(如腰背部、膝关节或髋部)？

□　□　6. 最近医生是否因为您的血压或心脏问题给您开药（如水剂或片剂）？

□　□　7. 您是否知道一些您不能进行体力活动的其他原因？

在上述问题中，只要有一个问题您回答了"是"，那么就需要在开始运动前告诉医生您希望参与的活动，听从他的建议，参与一个安全且有益的运动计划，缓慢开始并循序渐进。

如果您对全部问题都诚实地回答了"否"，那么您可以开始做更多的运动，但是要缓慢开始循序渐进，并主动监测血压和心率。

当然，如果由于暂时的疾病(例如感冒或发热)而感觉不适时，需要等到身体状态感觉良好后再进行。

周三　化疗带来的常见不良反应有哪些？

化疗是常见的控瘤治疗手段之一。化疗药物通过细胞毒性等作用杀伤癌细胞，对机体正常细胞也不可避免地产生毒性，发生不同程度的毒副反应，比较常见的有：

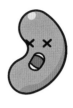

恶心、呕吐　消化道症状，如恶心、呕吐、腹泻、早饱等是患者在化疗过程最常见的不良反应，会对患者造成生理和心理上的不良影响，如食欲减退、对化疗的恐惧等，甚至会出现电解质紊乱，导致化疗无法正常进行。

骨髓抑制　化疗起到全身预防及治疗的作用，但化疗期间常并发骨髓抑制，白细胞急剧减少，血小板数量降低，伴有贫血，很容易诱发多系统感染而危及生命。

贫血　除了肿瘤本身导致的营养不良会引起贫血外，细胞毒性药物，尤其铂类药物的广泛使用是癌症患者贫血的一个重要因素。临床上表现为乏力、心悸、气促、纳差，无明显的特异性，常常被原发病所掩盖，也容易被医生或患者忽视。

肝肾毒性　大多数化疗药物诱导的肝毒性通常是由于特异性的反应导致，发病率很低，一般在给药后 1～4 周出现。肝毒性常表现为药物性肝炎、胆红素升高、转氨酶升高等。肾脏毒性反应主要包括血清肌酐异常、尿素氮上升、肾功能减退，严重时可出现急性肾衰竭和尿毒症等。

疲劳或虚弱　疲劳或虚弱是治疗和康复过程中的一种常见且令人痛苦的现象。癌症患者所感受到的疲劳不同于日常生活中的疲

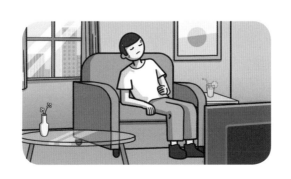

劳。患者常常表现为非常虚弱、无精打采、精疲力竭，这种感觉通过休息可能会在短时间内有所帮助，但不会消失。对于一些患者来说，这种疲劳比疼痛、恶心、呕吐或抑郁更令人痛苦。

脱发 是化疗常见的不良反应之一，会导致患者生活质量、治疗信心和依从性下降，以及自尊心的丧失。

周围神经病变 其最常见的症状是手脚麻木，可引起手脚麻木的药物如奥沙利铂、紫杉醇等。

过敏反应 有些化疗药物在用药过程中可能会发生过敏反应。轻度过敏反应患者主要表现为皮肤潮红、皮疹或皮肤有蚂蚁爬走的感觉，一般无须治疗即可自行缓解消失。严重过敏反应主要表现为血压偏低、心跳过速，胸闷、呼吸困难等状况。

此外，化疗还常常引起患者焦虑以及恐惧心理，甚至部分患者因无法耐受不良反应而拒绝化疗，失去生存的勇气。患者和家属要善于观察化疗过程中出现的不良反应，并及时寻求医生或营养师的帮助。如果忽略，或不解决这些问题，不但会影响患者进食和消化吸收功能发生营养不良，还极大可能对化疗的反应性和耐受性下降，严重者可导致化疗中断，影响生活质量和生存获益。另外，营养不良的患者对化疗的耐受性下降，对治疗反应的敏感性降低。因此，在化疗前保证良好的营养状况可以"减毒增效"的作用。

实操 虚弱和疲劳时的饮食建议

营养缺乏会加重疲劳和虚弱，可以通过加强营养来帮助缓解。

首先，营养师评估能量和营养素摄入量。摄入充足的能量和营养素是防止疲劳和虚弱的发生的前提条件。

其次，选择高热量，富含优质蛋白质和维生素的食物来增强营养。例如肉蛋奶、豆腐以及新鲜的五颜六色的蔬菜和水果。也就是说从今天起，做一个"喜新厌旧"和"好色"之人！"喜新厌旧"指的是一方面食物要新鲜，长期吃不新鲜的食物会吃进去大量的致癌物质；另一方面指的是食物要干净卫生，这对那些抵抗力较低的患者来说非常重要。"好色"指的是多吃那些五颜六色的蔬菜、水果，如黑色、紫色、橙色、红色、绿色等。这些食物不但能提供膳食纤维和大量的生物活性成分，还能促进食欲，让人心情愉悦。

周四 增加日常体力活动能弥补运动不足吗？

谈到运动，患者可能会感觉到压力，怕自己无法适应运动的强度，或者不知道该如何运动。那么是否可以通过增加日常生活中的一些身体活动来弥补运动不足呢？答案是肯定的。身体活动是指由于骨骼肌收缩使机体能量消耗增加的活动，包括职业活动、交通出行活动、家务活动和休闲活动等四个方面的内容。患者如果因为身体原因不能做一些特定的运动，仍然可以通过增加日常生活性的身体活动来弥补运动不足带来的一些弊端，获得健康收益。

《中国恶性肿瘤患者运动治疗专家共识》推荐，患者首先要动起来，只要动起来就比坐着和躺着更受益。"运动生活化、生活运动化"，将运动作为每日生活的组成部分，养成自觉从事身体活动的意识，减少使用交通工具出行，适当做家务、遛狗、修花、步行采购等，充分利用力所能及的活动，增加机体代谢，增强心肺能力，保持肌肉功能，提高免疫力，减轻疲乏感，增强生活自理的信心等。

如果患者患有心脑血管疾病、糖尿病、骨质疏松等并存疾病，适当体力活动还可以通过降低并存疾病带来的严重后果或减少肿瘤的复发与转移。

总之，动好过不动！现在就动起来吧！

实操 推荐癌症患者可以进行的日常身体活动有哪些？

患者活动持续时间不宜过长，可分段进行，活动强度不宜过大，以活动到身体微微发热或出汗，感觉舒畅为宜，并且要循序渐进，持之以恒。

患者可以根据健康成年人身体活动能量消耗参考值（T/CSSS 002—2023）（表 11）选择适合自己的身体活动类型。推荐患者进行的低强度日常身体活动有散步、洗衣、做饭、做简单家务等，这些身体活动一般不会明显增加心跳或出汗；推荐进行的中等强度日常身体活动有修剪花草、快走、步行购物、上下楼梯等，进行这些体力活动时心跳和呼吸相比平时会加快。对绝大多数患者来说，简单但是非常有效的日常身体活动是早中晚饭后的散步或者快步走。需要注意的是要避免进行长时间、大汗淋漓或过度疲劳的日常身体活动；对于骨质疏松、肿瘤骨转移等患者，其骨折风险很高，不宜进行负重而剧烈的身体活动。

表 11　健康成年人身体活动能量消耗参考值（T/CSSS 002—2023）

活动类型	具体身体活动	强度 METs	强度分类
不活动 / 休息	安静地躺着	1.2	静态行为
	坐姿：打字	1.7	低
步行	步行：3 千米 / 小时	2.9	低
自行车	户外骑行：18 千米 / 小时	6.5	高
家庭活动	清洁：擦地板、打扫、清垃圾等	2.8	低
健身锻炼	广场舞：芭蕾舞风格	5.3	中

续表

活动类型	具体身体活动	强度 METs	强度分类
跑步	跑步:5 千米 / 小时	4.8	中
体育活动	乒乓球	5.7	中
中国传统运动	八段锦	3.2	中
职业活动	农业劳动:推车、施肥、插秧、锄地、浇水等	3.9	中

备注：如果用代谢当量划分运动强度的话，≤ 1.5METs 为静态行为，1.6 ~ 2.9METs 为低强度，3.0 ~ 5.9METs 为中等强度，≥ 6.0METs 为高强度。

周五　患者承受巨大心理和身体痛苦，家人可以做什么？

除了患者自身的努力，家人在患者的治疗和康复过程中也发挥着巨大作用。因此，患者可以和家人互相配合，共战病魔。

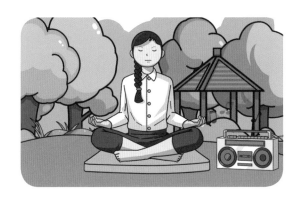

了解患者状况　家人需要详细知晓患者的病情和严重程度，了解治疗手段、护理方式、治疗可能带来的不良反应等等。经常与患者和医生沟通，确定最适合的治疗方案并配合治疗。

陪伴治疗　手术、放疗、化疗通常会伴随着较多不良反应，家人可以多陪伴、安慰、鼓励患者，帮助患者解决一些因治疗带来的不良反应。与患者一起渡过难关，给予患者支持和信心。

帮助患者调整心态 确诊癌症后，不论是患者还是家属都容易产生负面情绪。作为家人首先应调整好自己的状态，耐心疏导，倾听患者的需求和想法，理解患者的不良情绪，帮助患者缓解心理压力，以积极乐观的态度面对接下来的治疗。

注重饮食 保持良好的营养状态能够帮助患者提高免疫力，有利于治疗和康复。患者在治疗后可能出现的胃肠道反应较大，家人需要了解患者的饮食禁忌，合理搭配，保证食物多样化，提供一些患者可接受、易消化的食物。

鼓励患者进行康复训练和及时复查 家人可以与医生沟通，了解患者康复期间能做哪些锻炼、锻炼强度、需要注意的事项，选择合适的环境和锻炼方式，陪伴并监督患者进行康复训练。此外，还要带患者定期去医院复查。

这场战斗注定非常不易，唯有家人和患者互相支持，并肩作战，才能最终胜利。

第四周

周一 化疗期间的饮食原则有哪些?

化疗虽然可以通过药物的抗肿瘤作用,从根本上改善患者的营养不良状态,但又可能因为药物的不良反应引起或加重患者的营养不良。几乎所有的化疗药物都可能导致营养相关不良反应。化疗直接影响新陈代谢,还可引起恶心、呕吐、腹泻、口腔炎、味觉改变、胃肠道黏膜损伤、食欲减退以及厌食,间接影响饮食摄入,最终进一步加重营养不良。

那么,化疗期间应该掌握怎样的饮食原则呢?前面我们讲过的"三高一低",即高热量、高蛋白、高脂肪、低碳水化合物的原则依然是适用的,不过还有一些细节需要注意!

● 推荐患者在化疗当日,开始化疗前吃一小餐或是点心。

● 当患者出现食欲不佳、恶心、呕吐等消化道症状时,可以在保证营养的前提下尽量摄入清淡的饮食,避免过于油腻的食物。

● 多吃新鲜的蔬菜水果。患者在化疗过程中会出现食欲不振,免疫功能下降的情况。而蔬菜水果中的有机酸能够刺激胃液分泌、增进食欲、帮助消化。此时,多吃新鲜的蔬菜水果不仅可以补充营养素、增强免疫力,还可以增进患者食欲,协助化疗顺利进行。

● 每天保证 6 ~ 10 杯水(1 200 ~ 2 000 毫升),充足的饮水有利于体内化疗药物的代谢,减轻药物对肾脏的损伤。此外,用餐前少喝汤水,可以减少患者的早饱感。

● 除非胃肠功能障碍、某些代谢性疾病状态或因正在服用的药物需要遵医嘱忌口外，不建议患者过分忌口，以免影响营养均衡。

实操 化疗期间食物选择

患者在化疗期间同样可以采用"三餐两点"的饮食模式，即三次正餐和两次加餐。

早餐：可以选择牛奶、麦麸面包、鸡蛋、薏米粥、肉末粥、鱼片粥等，注意化疗当天可将早餐提前以避开胃肠道反应时间（尤为重要）。

午餐：可以选择面条、蒸蛋、米粉、炒鸡脯肉、清蒸鱼、豆制品、猪里脊肉等。注意，化疗期间，饮食要由容易吸收的流质食物逐步向普食过渡。

晚餐：可以选择主食（杂粮为主＋红薯玉米粥）、瘦肉、豆制品以及各类蔬菜。

上午和下午的加餐：可以选择各类水果（或者将水果、蔬菜榨汁）、一把坚果、酸奶。也可以补充一杯肠内营养粉，大约提供150~200千卡热量为宜。

周二 哪些运动形式更适合癌症患者？

运动的好处众所周知，但并不是所有的运动都适合癌症患者。除了跑步、球类运动等，散步、慢跑、太极拳以及做一些力所能及的家务活动可以作为患者锻炼的主要方式。另外，建议患者主要进行有氧运动和抗阻力运动，同时考虑结合平衡和柔韧性运动。每次运动都要从缓和的热身开始，利用走路或踏步，配合简单的肢体动作（如摆手、肩关节旋绕）及伸展操进行热身，当感觉身体发热，有一点点喘息或稍稍流汗后，再进入正式的运动。

有氧运动可以提高心肺适能，其中最简单的运动方式是快走、慢跑，还可以利用脚踏车（可采用固定式）、跑步机、太极拳、八段锦、瑜伽等运动方式。

　　阻力运动可以提升肌力与肌耐力，所以除了有氧运动外，还要利用哑铃、沙袋、水瓶、弹力带等器械进行简单的抗阻运动，也可以利用徒手做一些对抗自身重量的项目，可从最简单的，如坐站转换、扶墙提踵、靠墙静蹲、上斜式俯卧撑等做起，借助器械的运动形式包括哑铃前平举、站立位双上肢哑铃推举、卧推、哑铃弯举、仰卧抬腿、卧位蹬腿及俯卧屈腿等。

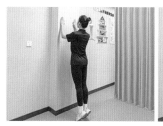 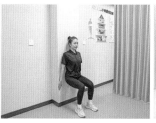 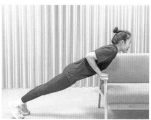

扶墙提踵　　　　　　　　　靠墙静蹲　　　　　　　　上斜式俯卧撑

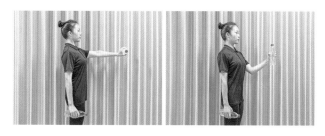

哑铃前平举　　　　　　　　哑铃弯举

　　柔韧运动可以通过练习瑜伽实现，也可以简单进行弓步下压、坐位够脚趾、俯卧背伸等。患者可将柔韧运动作为有氧和力量训练

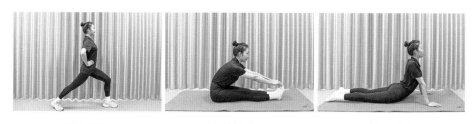

弓步下压　　　　　　　　　坐位够脚趾　　　　　　　　俯卧背伸

后的拉伸活动，也可以单独练习。

实操 适合改善癌症患者消极情绪的运动形式有哪些？

患者治疗期间或治疗后，普遍存在抑郁和焦虑的情绪。这样的负面情绪会导致患者治疗效果和生活质量下降、生存期缩短，不利于疾病预后。那么，当患者因肿瘤而出现负面情绪时，应该如何应对呢？

大量研究认为，有规律的运动，可以起到舒展身心、释放压力和改善情绪的作用，尤其是低至中等强度的有氧运动可以有效缓解疾病带来的负面情绪。

这里推荐两种方案，一种是持续 12 周连续的运动，每周安排 3 次中等强度有氧运动，强度的判断标准为在运动中可以说话但不能唱歌的程度；另一种同样持续 12 周，每周 2 次的有氧运动加 1 次抗阻训练。此外，选择瑜伽、太极拳、八段锦等运动，同时配合呼吸训练进行调养；选择广场舞、有氧操等节律感强的团体运动，更可以获得持续的锻炼动力和锻炼效果。不过，如果患者身体比较虚弱，最好还是从低强度运动做起，例如抬抬腿、动动手、散散步等，都可以显著缓解治疗期和康复期患者的焦虑和抑郁情绪。

周三　化疗结束后的饮食原则是什么？

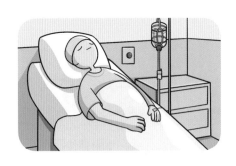

研究表明，随着化疗次数的增加，患者食欲下降、恶心、呕吐以及免疫力低下等症状也会逐渐加重，如果一次化疗结束后没有做好加强营养的准备，患者对

下一次化疗的耐受性也会变得更差。

那么，如何利用化疗间期这个空当来加强营养呢，其原则又是什么呢？

· 首先，化疗结束后饮食应遵循循序渐进的原则，由清淡少量开始，如粥类、面条、蒸蛋等逐渐过渡到普食。食物加工方法以炖、煮、蒸等易消化为主，必要时做成匀浆饮食。

· 对消化道不良反应较重的患者，可以寻求医生帮助，服用一些助消化增食欲的药物；对于消化道不良反应不那么重的患者，通过一些开胃的食物来刺激食欲即可。

· 对于进食不足的患者，可以增加餐次，并给予营养丰富、易消化的食物。

· 多吃新鲜蔬菜水果，例如绿叶菜、西红柿、南瓜、山楂、橙子、苹果等。

· 能量和蛋白质摄入不足的患者，必要时可以遵医嘱服用肠内营养制剂。

· 在医生的许可下，可以适当补充一些益生菌和益生元（膳食纤维），调节肠道微生态。但严重腹泻的患者不建议补充膳食纤维。

实操 适合化疗患者的抗氧化蔬果汁食谱

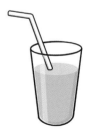

前面提到化疗患者要多吃新鲜的蔬果，但是对于那些只能吃流食或半流食的患者来说就比较困难了。下面是几道适合放、化疗患者的抗氧化水果汁。

西蓝花菠菜汁

食材：西蓝花 100 克，菠菜 100 克，混合坚果 10 克。

制作：将全部食材洗净、去皮、切小块，开水焯 1 分钟，一起放入破壁机，加温开水 200 毫升，搅拌 3 分钟左右。

葡萄蓝莓汁

食材：葡萄 100 克，蓝莓 100 克，混合坚果 10 克。

制作：将全部食材洗净一起放入破壁机，加开水 200 毫升，搅拌 3 分钟左右。

鲜藕芦根汁

食材：鲜藕 100 克，芦根 100 克，混合坚果 10 克。

制作：将全部食材洗净、去皮、切小块，一起放入破壁机，加温开水 200 毫升，搅拌 3 分钟。

胡萝卜山药汁

食材：胡萝卜 100 克，山药 100 克，混合坚果 10 克。

制作：将全部食材洗净、去皮，水开后蒸 15 分钟，再放入破壁机，加温开水 200 毫升，搅拌 2 分钟左右。

高蛋白木瓜奶昔

食材：木瓜 200 克，酸奶 200 克。

制作：将木瓜洗净去皮，切成小块，与酸奶一起放入破壁机，搅拌 1 分钟左右即可饮用。

注意：如果习惯用"两"，50 克即为 1 两。蔬果汁要少量制作，及时服用，避免营养物质被氧化而变味。

周四 本身就常感疲乏，还要进行运动吗？

癌症患者常会有严重的疲乏感，医学上把这种疲乏感称为"癌因性疲乏"。癌因性疲乏在患者中非常普遍，70% 以上的患者都会不同程度出现。大多数患者客观上因疲乏而不愿意活动，他们认为生病了就需要休息，往往选择卧床"静养"。其实这是不正确的。如果患者长期不活动，过度的休息会使器官功能和体力状态大幅降低，反而增加疲劳感。

已有充足的证据表明，中等强度的有氧运动结合抗阻运动可有效改善癌因性疲乏。其原因主要是可以降低患者炎症反应、改善睡眠、增加肌肉力量和协调性、保持及恢复关节的活动幅度、促进血液和淋巴循环、增加组织氧输送、刺激产生内啡肽，从而缓解精神抑郁、肌肉紧张，促进大脑皮质放松，从而缓解疲劳。

每周至少进行 3～5 小时中等强度运动的癌症患者可能会有更好的治疗效果，缓解疲乏。但对于许多有癌因性疲乏的患者来说，运动也许会让他们感到有难度或有压力。因此建议患者可以从一些低强度小量的运动开始，循序渐进，待适应后再进行调整。另外，在抗肿瘤治疗期间，拉伸、冥想等放松训练，按摩、认知行为疗法，同时结合有氧/抗阻、瑜伽练习，均可有效缓解癌因性疲乏。抗肿瘤治疗结束后，瑜伽、八段锦、健身气功等对于缓解癌因性疲乏的作用也较为明显。

实操 选择合适的锻炼方式有效缓解疲劳感

患者可以选择有氧运动、抗阻训练、有氧运动与抗阻训练相结合，也可以进行健身气功、八段锦、瑜伽等运动类型，选择适合自己的并持之以恒加以练习。

有氧运动 在治疗期间及治疗后进行快走、慢跑、骑自行车、游泳、跳舞、乒乓球、瑜伽等可以提高心肺功能的有氧运动，可以缓解焦虑、抑郁等情感障碍，提高生活质量。

走路是简单易行的大肌肉群参与的运动，走路记牢三个字："三、四、五"，即每次走 3 公里，一次走 40 分钟，每周走 5 次。当然这是规律运动后的目标，一开始可以视自己的身体情况，通过减量或分次、隔天走等方式完成目标。

与其他运动相比，瑜伽缓解压力及癌因性疲乏的作用较为显著，如新月式、斜板式、顶峰式等瑜伽动作比较轻缓，均可供选择。每天伴随音乐进行 30 ~ 60 分钟的瑜伽训练，每周进行 3 ~ 4 次，练习时搭配舒缓的瑜伽音乐，配合呼吸训练更佳，可以显著改善癌症患者疲劳、失眠等症状。

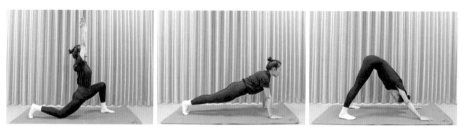

新月式　　　　　斜板式　　　　　顶峰式

如果患者因为疾病原因不能自主活动，可采用被动按摩腓肠肌、肱二头肌、肱三头肌、股四头肌等，由肢体远端向近端方向按摩，每次 5 ~ 10 分钟，每天进行 5 ~ 6 次，也可以帮助患者缓解部分疲劳。

抗阻运动　患者还可以使用弹力带、哑铃，甚至是装满水的矿泉水瓶等。每周至少锻炼 2 次，每次至少进行 2 组，每组重复 8 ~ 15 次，重量或负荷阻力应该至少为个人可承受最大重量的 60% 时效果更佳，也可从轻负荷开始渐进。

有氧运动要明显见效需要坚持至少 3 ~ 4 周！患者可以采用运动手环、手表等更为精准的设备监控运动时的身体状态，以获得最佳锻炼效果。

周五　如何缓解焦虑与不安？

随着治疗进程的变化，每天出现的新情况可能会让患者更加焦虑与不安。生活还得继续，无休止的焦虑与不安不会带来任何的益处。不妨试试这样做看能否缓解：

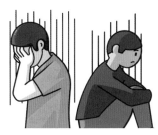

正视疾病 正视患癌的事实，并增强战胜疾病的信念。患者可以通过与医生进行交流，了解自己所患癌症的常见临床表现、诊断过程和可行性治疗方案，积极配合医生治疗，及时主动地向医护人员表述自己心理和生理上的痛苦，并且接受医护人员的指导和治疗。

多和亲人、朋友以及病友沟通聊天 特别是病友，大家经常有较多的共同语言，可以相互宽慰，不过要注意找乐观向上的病友聊天，而不是负面情绪很多的病友。聊天中可以表达自己的想法，释放部分压力，避免一个人胡思乱想。

多一些阿Q精神 有些患者因确诊癌症终日郁郁寡欢。要知道肿瘤是一种慢性疾病，得了癌症并不等于生命走到了尽头，有些"飞来横祸"比罹患癌症更让人惋惜。如今医学越来越发达，患者首先应树立治疗的信心，即使癌症很难治愈，现代的医疗科技也可以使生命得以延长。保持良好的心态，提高自己的生活质量，不要把自己当作垂危的患者，将自己的心思投入更积极的事物上，让生活的阳光重新照射进来，生命才有意义。

寻求一些信仰支持 在现实生活中，有信仰支持的患者在面对生死的时候，经常会看淡很多，产生恐慌的比例也很低。不过，这些信仰应当是积极且适度的，不能直接将生死看淡而放弃治疗，这是不可取的。

无论如何，即使遭遇了恶性肿瘤确诊的心理打击，也要尽可能直面事实，学会安慰自己，不要让自己沉浸在持续的恐慌、焦虑与抑郁等负面情绪之中。在必要时可以寻求精神心理科医生的帮助，进行心理干预或药物治疗。

周一 免疫力低该怎么办?

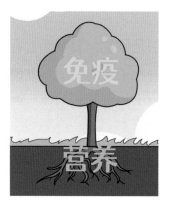

众所周知,免疫力其实就是人体抵抗疾病和外来致病因素的能力。免疫力就像是对付外来入侵敌人的军队,如果我们的军队有很好的战斗力,很容易将入侵的敌人消灭干净,就能起到保护自身安全的作用。平衡恰当的免疫力是维持健康的重要保障,这就需要我们的免疫系统足够给力。人体的免疫系统由免疫器官、免疫细胞、免疫物质组成,而这一切的物质基础就是营养。营养与免疫关系非常密切,营养不良容易导致机体免疫功能减退,继发感染,甚至肿瘤发病风险增加,而严重的感染又会诱发或加重营养不良。如果能够提高患者的免疫力,对于消灭癌细胞,促进患者康复就事半功倍。

那么,营养(素)是如何为免疫力效劳的呢?

其实,免疫力的维护需要依靠多种营养素的联合作用,它们是免疫大厦的砖砖瓦瓦,它们一直在为人类的免疫力战斗!蛋白质是实现免疫功能的基础,免疫活性物质和免疫细胞都离不开它。蛋白质缺乏时,可导致免疫器官、免疫细胞、免疫球蛋白的萎缩和减少,降低机体的抗病能力。脂类则具有调节免疫的作用,脂类中的多不饱和脂肪酸与正常体液免疫关系密切,当摄入不足时,可导致体液免疫反应下降。碳水化合物是机体在一般情况下最主要的能量来源，免疫细胞——特别是白细胞，由于缺乏利用脂肪产生能量的机制，只能通过分解消化糖来获得能量，因此免疫细胞对碳水化合物的依赖比其他细胞更加明显。

此外，各种微量营养素也深度参与并影响着免疫功能的强弱。

维生素 A、维生素 E 等脂溶性维生素对于免疫细胞的生长和成熟均有十分明显的促进作用，并且这些营养素的充足与否还能直接影响已经成熟了的免疫细胞功能的正常发挥；维生素 C 的营养状况能够直接影响到炎症反应，使炎症反应的强度和功能维持在对人体最有利的范围内；B 族维生素的存在则可以维持机体对皮肤、黏膜等组织的健康状态，发挥它们正常的免疫屏障作用。

矿物质在人体内有着重要的生理功能，它们大多通过参与机体核酸及酶的形成和能量代谢，维持免疫细胞的完整性，对机体特异性免疫和非特异性免疫能力均有一定影响。一方面，铁、硒、锌、铜元素不仅有助于抗体的形成，而且能促进淋巴细胞的增殖和活化，对维持免疫力有一定的作用。另一方面，免疫应答过程中会产生自由基，铁、锌、硒、铜作为酶的组成成分，通过酶促反应来发挥抗氧化作用。另外，矿物元素缺乏会引起某些疾病，而人在疾病状态下食欲会受到影响，从而影响到食物的消化、吸收、代谢及生长发育，进而会间接影响免疫系统。

实操 提高免疫力的食物举例

癌症患者吃什么可以提高免疫力呢？回答这个问题其实很简单，什么食物能给免疫细胞和免疫器官提供能量和营养，什么食物就能提高免疫力。

接下来，介绍几类能够提高免疫力的食物：

- 富含优质蛋白质的食物：牛奶、鸡蛋、瘦肉、黄豆及豆制品等。

- 富含维生素 A 的食物：动物肝脏、绿叶菜类、黄色菜类及水果类，如菠菜、豌豆苗、红心甜薯、胡萝卜、青椒、南瓜等。
- 富含维生素 C 的食物：新鲜蔬果中都含有较多的维生素 C，如蔬菜中的彩椒、西蓝花、西红柿等；水果中的冬枣、橙子、山楂、猕猴桃、草莓等。
- 富含维生素 E 的食物：植物油、坚果、豆类食物。
- 富含锌的食物：菌菇类，如香菇、蘑菇、口蘑等。
- 富含膳食纤维的食物：燕麦、紫薯、红薯、新鲜蔬果等。

以上食物可以在饮食均衡的基础上根据自身情况适当多吃一些，能够一定程度提高免疫力！

周二 癌症患者在放、化疗期间需要停止运动吗？

研究表明，在放、化疗期间进行适当运动，不但可以增强免疫力，还可以提高化疗药物进入实体肿瘤的速率，达到更好的治疗效果。有研究证实化疗当天进行 30 分钟有氧运动疗效更好。合理的有氧运动结合拉伸动作还可以减少疲劳感，改善患者精神状态，增强患者对治疗的适应性，强健骨骼，改善平衡能力，预防跌倒，增加患者胃肠蠕动，增强食欲等。

所以，家属及医生应该鼓励患者进行适当的运动，但是在运动中应该注意运动强度和量的把控，切记不可出现过度疲劳，那样反而会适得其反。记住，只要不是医生特别叮嘱"不要动"或"严格卧床"，根据自己的体力状况选择一些适当的运动，都是有帮助的。

实操 适合放、化疗期间在家进行的运动方案（徒手操）

在放、化疗期间，除了散步、快走、太极等运动形式外，在家徒手做操也是很好的选择。

下面介绍在家就可以进行的徒手操练习。该套徒手操包括上肢运动、下肢运动、躯干运动和整理运动四部分，可以坐在椅子上或站立练习。

上肢运动

踏步双手前推　保持自然站立，将双手放置胸前两侧，五指张开，掌心向前。在进行踏步练习的同时双手依次进行前推、收回胸前。

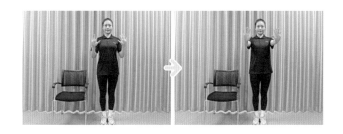

踏步单手上推　保持自然站立，将双手置于胸前两侧，五指张开。踏步练习时先抬右腿，同时将左手向上伸展再收回，之后抬左腿，将右手向上伸展再收回，依次进行。

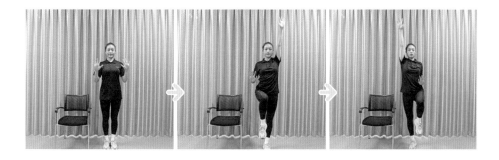

下肢运动

平手抬膝　保持自然站立，双脚与肩同宽，两臂侧平举，屈肘，掌心向下，五指并拢，指尖相对，置于胸前。依次抬起右腿和左腿，尽力向上抬碰到手掌。

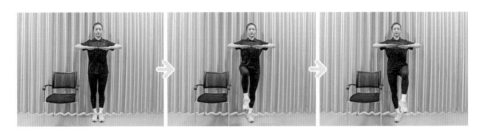

下蹲练习　双脚站立与肩同宽，双手自然下垂，抬腿挺胸。可将难度依次分为椅前站立＞手扶椅背＞坐姿伸膝，患者可根据自己情况选择其中一种。做下蹲动作时双手向前向上或扶椅背，肩关节前屈，掌心向下，屈膝半蹲并保持；起立时双臂自然下落，伸直站立并保持，依次进行。注意膝盖不要超过脚尖，膝盖不要内扣。

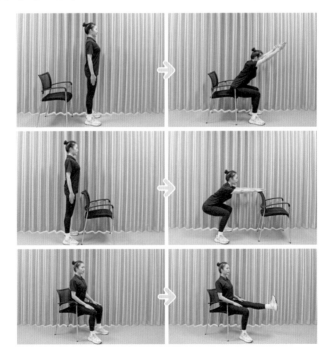

躯干运动

坐姿屈膝收腹　双脚并拢，坐在椅子前端，屈膝成 90°，背部挺直，双手置于椅子两侧把手。慢慢吸气收紧腹部，屈膝并向上抬，使大腿靠近胸腹，感到腹部收紧时稍停顿；呼气时，两腿缓慢放下，回到开始位置，依次进行。

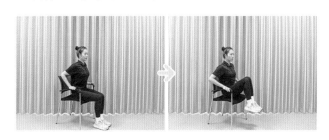

背肌训练

双腿略分开坐于椅子前端，呼气时慢慢低头，屈髋卷腹使身体向前向下，腹部贴住大腿前侧，双臂自然下垂置于脚的两侧。吸气时伸直背部，身体向前向上，还原至坐位直立姿势时保持，依次进行。

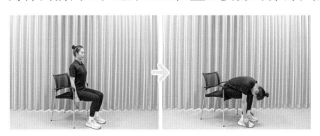

整理运动

抬膝拍腿　保持自然站立，双脚打开与肩同宽，双臂沿身体两侧向上伸直，掌心向前。抬膝的同时双手自然下落拍击大腿前侧；左、右膝依次进行。

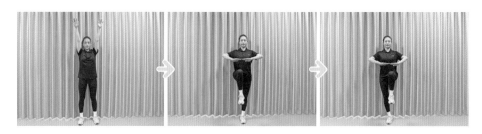

踏步深呼吸　保持自然站立。深吸气的同时边进行踏步练习，边将双臂缓慢沿着身体两侧做外展运动，当手臂超过肩部，掌心向前，双臂继续向上外展，并交叉双手于头顶；深呼气的同时边进行踏步练习，边将双臂沿着身体两侧缓慢落下，返回起始动作，依次进行。

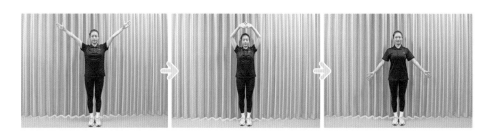

周三　没有食欲，不想吃饭怎么办？

食欲下降是患者经常面临的问题，由此造成的危害我们前面已经阐述。接下来，介绍 5 个小妙招，希望能帮助患者改善食欲，增加营养的摄入。

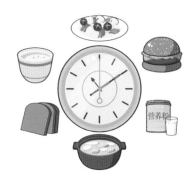

少食多餐　不用定时每日三餐，可以每天五餐、六餐，或者每隔两三个小时就吃一点东西。每天花时间做一两顿正餐，其他的几餐更像是高营养密度的零食 / 加餐：可以是一个鸡蛋、一杯奶、一些熟的坚果、洗干净

的水果或蔬菜等。

优先提供蛋白质　食欲不好，吃的就少，所以每一口能吃下去的食物都要优化组合，以便保证营养。例如，喝粥的时候，可以在粥里加肉末、碎鸡蛋、牛油果泥、坚果碎、椰蓉、烤芝麻、橄榄油等高热量、高蛋白的食物。这样既增加了食物的多样性，有助于营养全面摄入，也增加了热量和蛋白质的摄入。

刺激多重感官　从视觉上，我们可以尝试把饭菜做得色彩鲜艳一些，摆盘漂亮一些，也可以将餐桌布置得有仪式感。颜色鲜艳的甜椒、胡萝卜、西红柿、西蓝花都是营养丰富的优质食材。在味觉方面，可以尝试不同的调味料，如果没有口腔溃疡，可以尝试一些酸味的调料增进食欲，如醋、柠檬汁等。家人一起用餐也可以帮助患者增进食欲。

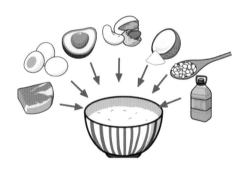

降低嘴里的异味感　治疗期间，一些化疗药物会令味觉发生改变，吃食物的时候会有一些异味，例如泥土味、金属味等。饭前刷牙、漱口可以一定程度减少异味，也可以尝试自制碱盐水漱口（1茶匙小苏打 +1 茶匙食盐 +1 000 毫升水）。吃饭时，餐具选择竹子、木头、瓷制品，不使用金属餐具。另外，尝试多样性的食物，选择那些味道还能接受的品种。烹饪的时候也可以选择一些酸味的调料，或者其他辛香料，如洋葱、姜、蒜等。

使用增加食欲的膳食补充剂　欧洲临床营养与代谢学会 2016

年发表的《癌症患者营养治疗指南》中推荐尝试使用 Omega-3 脂肪酸，也就是大家常听说的深海鱼油，来帮助增加食欲。Omega-3 脂肪酸可以在一定程度上帮助降低疾病带来的炎症，增进食欲，增加体重。

实操 食欲减退？试试高蛋白半流食食谱

接下来介绍可增加食欲的高蛋白半流质一周食谱（表 12），这个食谱适合放、化疗期间合并食欲减退、厌油腻、厌肉类、味觉改变、恶心、呕吐、进食减少、低蛋白血症等患者。该食谱同样遵循"三餐三点"，只不过这里的"三点"主要是肠内营养粉。肠内营养粉易于服用，营养密度和能量密度都高，能很好地补充患者能量的亏缺，改善食欲。至于如何选择肠内营养粉会在第八周详细介绍。

表 12　高蛋白半流质一周食谱

	周一	周二	周三	周四	周五	周六	周日
早餐	小笼包+肉菜粥	牛奶+蒸南瓜	馒头+肉菜粥	煮玉米+山药瘦肉粥	酸奶+鱼片粥	发糕+肉末胡萝卜粥	窝窝头+肉末西葫芦粥
	鸡蛋羹	煮嫩鸡蛋	鹌鹑蛋	煮嫩鸡蛋	鸡蛋羹	煎鸡蛋	煮嫩鸡蛋
加餐	肠内营养粉	肠内营养粉	肠内营养粉	肠内营养粉	肠内营养粉	肠内营养粉	肠内营养粉
午餐	紫米饭+西红柿鸡蛋疙瘩汤	杂粮饭+海带排骨汤	黄瓜鸡丝烩面+醋熘豆芽	二米饭+香菇虾仁青菜	窝窝头+清炖羊肉	二米饭+番茄胡萝卜炖牛腩	三丝面
	白灼虾	滑蛋黄瓜	番茄烩豆腐	清蒸鲈鱼	凉拌三丝	肉末豆腐	虾仁黄瓜丁
加餐	肠内营养粉	蔬菜汁	肠内营养粉	蔬果汁	肠内营养粉	蔬菜汁	肠内营养粉

续表

	周一	周二	周三	周四	周五	周六	周日
晚餐	馒头+鸡茸粥	菠菜余肉泥丸子面片	紫薯+鸡胸肉西葫芦粥	疙瘩汤	鸡蛋番茄蘑菇烩面片	里脊肉馄饨	三鲜烩面片
	三鲜豆花	卤牛肉	白灼虾	莴笋炒肉片	西蓝花炒虾仁	凉拌秋葵	卤牛肉
加餐	蔬果汁	肠内营养粉	蔬菜汁	肠内营养粉	蔬果汁	肠内营养粉	蔬菜汁

周四 放、化疗期间运动应该注意什么?

大家在之前的学习中已经认识到运动在放、化疗期间的好处,那么在此期间运动应该注意什么呢?

首先,科学评估很重要。一般来说,严重贫血、病情恶化或有活动性感染的患者在手术后不应立即进行中等强度及以上的运动。有并发骨折高危风险、骨肿瘤或骨转移瘤、血小板严重降低的患者应避免有肢体碰触的运动。评估合格可以运动的患者还需要征得主管医生的许可,才能在家属或护理人员的陪同下进行,避免意外的发生。

其次,前热身后拉伸。任何运动前热身和运动后的拉伸都必不可少,患者可以根据自身情况,在运动前选择走路或踏步,快走或慢跑或广播操等进行热身。运动结束后可以通过简单的拉伸或按摩进行适当的放松。

另外，还有一些事项也很重要。例如，有的患者因为放、化疗，关节活动度可能下降，有的患者在进行放、化疗中可能会使用一些影响心率的药物，这些都需要结合自我感觉用力程度来监测运动强度。有的患者放疗期间常常会出现皮肤损伤，所以在运动中要避免大量出汗，有汗时要及时擦干。

当然，在锻炼过程中，还要注意定期检查身体，如果出现出血、血常规指标异常、高热、胸闷、咳嗽等不适症状，应该及时调整运动方案或终止运动并尽快就医。

实操 适合放、化疗期患者锻炼的场所

关于放、化疗患者运动的场所也是值得关注的问题。患者的运动管理是一个长期的过程，仅在院内进行具有一定的片面性，应提倡监督下的医院内运动与自主家庭运动方式相结合。

由于化疗药物中很多有细胞毒性，会使机体免疫力下降，在自主运动时，患者应该避免去水中或密闭人多的场所，防止出现感染，而应挑合适的时间去人群较少的公园、林间、草地、田野、水边等空气新鲜和环境清静处进行运动。如果由于天气原因无法外出，可以选择在病房或家中散步、做徒手操等运动。同时，在室内摆放些绿色植物、花卉等，不仅能增添生机和活力，调节心情，还能达到净化空气的目的，有利于病情康复。如果由于自身原因无法下床，可以让家属在病床上进行肢体按摩或者拉伸，防止静脉血栓的出现。

总之，不管主动还是被动，都要动！

周五 什么是"正念"，对我有帮助吗？

调节与保持良好心态的方法有很多，今天介绍一种有效的方

法：正念训练！正念训练是目前流行的一种自我调节的方法，是有目的、有意识地去关注、觉察一切，并对这一切不作评价和分析，只是单纯地觉察它、注意它。

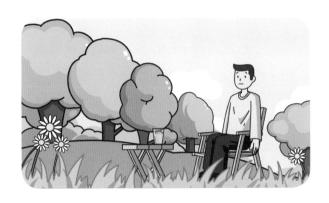

人们往往容易接纳愉悦和放松的状态，而对不愉快、困难的事情或感受较为排斥，所以当确诊肿瘤后，反复的身体检查，多阶段的放、化疗，以及一些不良反应，都会让患者感到痛苦和无所适从。那么该如何应对这个状态？如何跟这个状态相处呢？正念恰好提供了一条新的思路。临床研究显示，正念训练作为一种简单、无不良反应且随时随地都能够学习和练习的一种心理干预方法，不仅能减轻精神负担，还有助于改善患者的睡眠和不良情绪、减轻身体疼痛、提高身体免疫力。

因此，如果患者在治疗过程中产生了痛苦、焦躁、担忧等情绪，或者出现失眠、疼痛、疲惫乏力等不适的情况，不妨试试正念训练吧！

实操 正念训练

在正念训练开始前或进行中，播放一些喜爱的、舒缓的音乐配合训练。

正念呼吸　找到一个放松又能保持清醒的姿势，站着、坐着或者躺着，将一只手轻轻地放在腹部，闭上眼睛，感受深呼吸，无需刻意调整呼吸节奏，将注意力放在身体上，感受当下呼吸的状态。当思绪无法集中时，简单梳理自己的想法后，再温和地将思绪拉回到练习上。一呼一吸为 1 组，连续进行 10 组以上。

正念身体扫描　正念身体扫描可在白天或睡前进行，按照一定顺序（如从上到下或从下到上）感受身体各部位，"只是去感受它就可以了"。例如，可以先将注意力集中在口腔，觉察口腔中的感觉，上腭、牙齿、舌头分别是怎样的状态。从一个部位延伸到下一个部位，每一个部位都停留几秒钟，感受下巴、下嘴唇、鼻子、鼻孔、眼睛、眼窝和太阳穴的凹陷处，再继续向下延伸，将注意力放在脖子、喉咙、肩膀、手肘、手指、腹部、胯骨、膝盖、双脚等。陆续感受和体验身体各部位的感觉，不排斥身体上的变化，也不对身体感受做出过多评价。每天进行一次正念身体扫描，每次保持在 20 分钟左右。

将正念融入生活　在日常生活中融入正念。例如早上醒来时可将注意力集中在呼吸上，自然而缓慢地呼吸；在接触到外界声音时，认真聆听，体会情景；进食和喝水时，观察食物状态、慢慢品尝食物的味道，再咀嚼下咽。将注意力集中在起床、吃饭、简单家务等日常活动中而不是自己的主观感受上，在不断练习中会获得平静、从容的心态。

除此之外，还有正念行走、正念冥想、正念瑜伽、正念伸展等练习，可以通过查阅资料或与医生沟通后选择适合自己的训练。

记住，坚持很重要，相信在尝试一段时间后，一定能发现身体的变化！

第六周

周一　恶心、呕吐怎么办？

化疗是肿瘤的有效治疗手段之一，但是部分接受化疗的患者会在治疗过程中出现恶心、呕吐等不良反应。不良反应主要由化疗药物的副作用引起。例如，化疗药物会损害代谢较为活跃的胃肠道黏膜上皮细胞，引发胃肠功能紊乱，胃黏膜受到损伤和刺激就有可能发生恶心、呕吐，严重影响患者的生活质量，甚至引发焦虑、抑郁等心理问题。随着化疗次数的增加，胃肠道不良反应的累积，呕吐的情况可能会更加严重。恶心、呕吐虽然较难避免，但患者可以从饮食方式、心理健康和临床治疗等角度缓解症状。

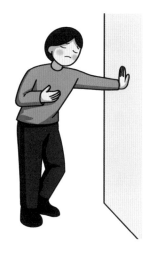

实操 恶心、呕吐常见处理方法

●改变就餐习惯　少食多餐，饮食清淡，避免油炸；选择柠檬水或姜汁等可缓解恶心的食物；减少接触容易诱发呕吐的气味和环境；吃饭时着宽松衣物，饭后切勿立即平躺。

●补充免疫营养制剂　研究表明鱼油、乳清蛋白等营养物质均有改善恶心、呕吐的作用。

●心理干预　冥想、放松、聆听舒缓音乐等，都有助于转移注意力，缓解紧张和焦虑情绪。

● 中医疗法　针灸和穴位按摩法也可一定程度治疗化疗相关性恶心、呕吐。

● 药物控制　如果上述方法不奏效，应及时就医寻求帮助。呕吐严重者，可给予短效或者长效的止吐药物；必要时给予胃肠道黏膜保护剂，质子泵抑制剂等药物治疗；对于进食不佳、营养状态较差者，可考虑给予静脉营养支持治疗，防治水电解质失衡。

周二 癌症患者的总体运动推荐有哪些？

《中国恶性肿瘤患者运动治疗专家共识》中对恶性肿瘤生存者的总体运动建议有以下 5 条。

● 在治疗期间和治疗后，都应"避免不运动"，患者可以选择适度运动。

● 运动方式应包括有氧运动、抗阻运动和柔韧性练习，患者可以根据自己的综合评估结果选择其一或组合的运动方式。

● 建议每周累计至少 150～300 分钟的中等强度有氧运动，包括快走、慢跑、骑自行车等，如果情况允许的话每周可累计进行 75～150 分钟较大强度的有氧运动。

● 每周至少 2 天进行抗阻运动，涉及胸部、肩部、手臂、背部、腹部和腿部等全身主要肌肉群，至少 1 组，每组重复 8～12 次。

● 在进行有氧运动和抗阻运动时，患者可结合平衡能力和柔韧性练习，每周 2～3 天。

实操 快走和慢跑指导

由于不同癌种、不同分期的患者功能障碍差异很大，因此患者的运动处方应根据运动风险评估、运动能力测试结果，结合学习、工作、生活环境和运动喜好等进行个体化制订。如果觉得麻烦，那么推荐选择快走或慢跑。快走、慢跑安全性较高，没有运动技术门槛，对场地无特殊要求，强度和节奏可以根据自身情况随时调整，是最适合患者进行的运动项目之一。

运动时应抬头挺胸，收腹提臀，自然摆臂，以小步为宜，这样可以避免膝盖和脚踝受伤。运动速度可因人而异，如果病情稳定、一般状况良好，通常建议选择中等步速，每分钟走 80～100 步，每小时走 4 500～5 000 米；如果肿瘤病灶已得到有效控制或基本治愈、身体状况良好，那么每分钟可行走 100～120 步，每小时步行 6 000 米左右。如果运动时感到有点累、可以正常说话但不能唱歌，可一次走 20～30 分钟，体力不好时，也可将锻炼目标拆分为每次 10 分钟左右甚至更短，分多次完成，也能达到较好的锻炼效果。一天累积行走 4 000～6 000 步，可获得明显锻炼益处。

另外，以锻炼过后不感到过度疲劳，不影响锻炼后食欲、睡眠为佳，经过休息后次日不感觉到过度劳累为宜。走、跑时应该选择较为平坦的花园、公园等空气质量较好的场所。锻炼时间以早晨起床或晚饭后为宜，也可根据个人习惯进行调整。运动期间，如果感到劳累，可随时停下休息；若出现心悸、胸闷甚至胸痛的不适症状，请立刻停下休息，并根据需要，寻求医生帮助。

周三　癌症患者便秘、腹泻怎么办？

胃肠毒性反应是患者化疗的常见并发症，化疗药物会影响肠胃功能，抑制胃肠蠕动或损害肠道黏膜的吸收功能，由此导致便秘或腹泻。对症治疗和护理干预可减少便秘和腹泻的发生。当患者腹泻症状较为严重时可以尝试这样做：①遵从医嘱，考虑是否可以停止放、化疗，或服用止泻药；②维持水和电解质平衡，防止脱水或低钾血症的发生；③调整饮食习惯；④腹泻时用温水或湿厕纸清洗肛门，以保护直肠区黏膜。

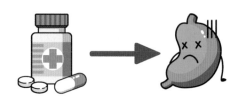

实操 癌症患者便秘、腹泻的饮食调整

　　如何通过调整饮食来缓解便秘呢？首先，建议在身体允许的情况下，多食用新鲜的蔬菜、水果、粗粮、豆类等富含膳食纤维的食物。因为膳食纤维本身不被吸收，还能吸收肠道中的水分，刺激结肠蠕动，增强排便能力。其次，禁食辛辣、刺激性等不利于通便的食物。此外还要多饮水，特别是老年人很多时候体内缺水也不一定会感到口渴。所以应养成定时和主动饮水的习惯，不要在感到口渴时才饮水。每天保证饮水量 2 000 ~ 2 500 毫升。

　　那么，如何通过调整饮食来缓解腹泻呢？在腹泻期间，需要选择易消化、高蛋白、高糖、低脂肪的食物。坚持少量多餐，进食温和性食物，避免刺激性、过敏性、高渗性食物以及过冷、过热、产气性食物。严重腹泻时，应首先进流食，逐渐改为半流质，直至普通饮食。另外，如果有乳糖不耐受症，则避免摄入牛奶及其他乳制品。

　　市面上有很多膳食纤维和益生菌产品，可以遵医嘱或营养师的建议选择合适的产品来改善便秘或腹泻。便秘发生期间增加膳食纤维和益生菌的摄入，但腹泻发生期间要减少膳食纤维的摄入，防止腹泻加重。待恢复后再选择膳食纤维和益生菌调理肠道。

周四　如何科学评估运动量?

如何评估自己运动量够不够呢?患者可以从主观感受和客观评价两个方面来确定适合自己的运动量。

主观感受判断方法为:①运动中呼吸节奏稍快,但不紊乱,没有上气不接下气现象,运动后微微出汗,稍感疲劳但休息后可消失,基本没有不适感,食欲、睡眠、精神没有因为运动而更差,第二天疲劳感能够消除,有继续运动的欲望,说明运动量适宜。②运动后没有感觉,身体无发热感,没有出汗,也不觉得累,说明运动量不足,应适当增加运动量。③运动后疲劳感较为明显,心情低落,没有食欲、影响睡眠,经过夜间休息后仍觉疲劳,无继续运动的欲望,说明运动量过大,应及时降低运动量,防止引起免疫力下降、身体虚弱等问题。另外,运动时出汗的多少与温度、湿度、衣服厚薄等因素也有关,相同条件下,出汗过多也说明运动量偏大。

客观评价可借助运动手表、手环等可穿戴设备,通过采集运动前、中、后的心率等变化程度来评定运动强度和量是否合适。运动过程中的心率可控制在最大心率(220－年龄)的55%~75%为宜,或者将心率控制在95~120次/分。如果运动量适宜,则运动结束后1小时左右心率便会恢复到锻炼前的水平;若运动结束1小时后脉搏仍未恢复,说明运动过量;运动前后脉搏无变化或两分钟左右恢复,则说明运动量不足。

实操 利用固定自行车锻炼

固定自行车练习也是比较适合患者的运动方式,患者可以在家里、健身场所等地方锻炼,能够有效避免在户外骑自行车带来的跌倒、交通意外等安全隐患。常见的固定自行车有直立、卧式和上肢式三种，可以根据自己的锻炼需求进行选择。锻炼时需要意识清醒，生命体征稳定。采用自行车进行锻炼时，除可以有效锻炼上下肢肌群之外，还能提高患者的心肺耐力。另外，自行车锻炼可以让躯干得到很好的支撑，有效避免体重对下肢关节的挤压与磨损。

锻炼前需要调整自行车座椅高度至舒适的体位，蹬踩时避免关节过屈或过伸，运动时不憋气。运动过程中注意躯干不要摆动幅度过大，尽量保持稳定，可根据自己年龄、身体状况对动作进行合理的调整。运动强度可控制在骑车时可以正常说话但不能唱歌，浑身发热微微出汗即可。锻炼方式可采用持续蹬车 20 ~ 30 分钟，也可采用间歇训练，每次 3 ~ 5 组，用力蹬 4 分钟，组间休息 3 分钟；可根据自己年龄、身体状况对动作进行合理的强度调整。如果在锻炼过程中身体有任何不适和疼痛，应立即停止运动并及时咨询医生。

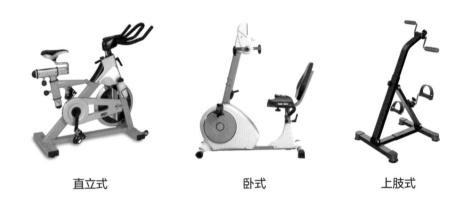

| 直立式 | 卧式 | 上肢式 |

周五 冥想训练

找一个安静、舒服的环境，选择一个舒适的姿势，播放一段喜爱的轻音乐，闭上眼睛，首先放松由头到脚的每一块肌肉，让紧张的肌肉重新获得知觉。自然、平静、专注地呼吸，当开始分心时，无需紧张，观察这种"分心"，慢慢地把意识引回到自己的呼吸上，随着冥想训练次数的增多，注意力也会越来越集中。

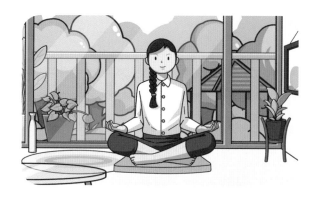

在冥想过程中，将注意力放在体验和感受上，接纳当前的身心状态就可以了。最开始进行冥想时，可以5分钟为一个练习单位，熟练后再逐渐延长至20分钟，最好能选择固定的场所和时间，让身体和思想习惯冥想的状态。在冥想训练中，我们会逐渐感受到冥想带来的安定和平和，从而收获积极、乐观的心态。

周一 如何简单评估营养摄入是否达标?

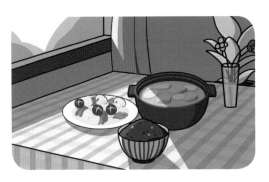

经常听到医生叮嘱患者要注意营养,那么该如何自我评估营养是否达标呢?可以通过以下几种方法:

监测并记录体重 建议每周在固定的时间监测一次,如早起上厕所后空腹称体重,做好体重监测。3 个月内体重有下降超过 5%,或在任何时间段内体重丢失 > 10% 均提示可能存在营养不良。

量化进食量并观察食欲 每次吃饭用一个同样大小的碗作为衡量标准,观察最近 1 周内自己的饮食饭量有没有减少,有没有食欲不振的情况。例如以前中午能吃 1 碗饭,现在只能吃半碗。

观察有无相关症状 例如,出现头晕乏力,提示贫血的可能;吞咽困难,会影响进食量;双下肢水肿,可能是低蛋白血症导致;胸、腹腔积液,常伴有蛋白质丢失;长期发热、腹泻或便秘等应警惕有营养不良的可能。

观察活动量 以前散步 1 000 米,只需要 30 分钟,现在需要 1 小时,也能侧面体现出患者存在营养不足。有条件可每周进行握力测试监测肌肉力量,肌少症握力诊断界值为:男性小于 28 千克,女性小于 18 千克。

实操 简明膳食自评表

主诊医生经常会询问患者，最近吃得怎么样啊？研究发现近七成的患者会认为饮食还行或挺好的。但通过调查，其中约 1/3 的患者能量摄入不足目标量的 60%。可见如果仅通过简单询问，不足以准确反映实际膳食摄入情况。要评价吃得够不够，还有没有更简单的方法呢？当然有！中国抗癌协会肿瘤营养专业委员会石汉平教授和丛明华教授发明了简明膳食自评表（摘引自：《肿瘤代谢与营养电子杂志》2018 年 3 月 9 日第 5 卷第 1 期）。考虑到我国地域辽阔，饮食习惯的差别，他们根据各地域主食特点不同，设计了北方版（主食为大米、面食）、西北版（主食为面食）和江南版（主食为大米）。

简明膳食自评量表特征描述：

1 分：以流食为主，无肉、缺油。

2 分：三餐半流食，无肉、缺油。

3 分：一餐正餐，两餐半流食，基本无肉，少油。

4 分：两餐正餐，一餐半流食，少肉，少油。

5 分：三餐正常餐，主食、肉蛋、油脂充足。

以上得分越高，营养摄入越充足，营养不良风险就越低。患者通常会主观认为自己"吃的还可以"，但其实差很远。例如，一天喝三碗粥、烂面条等半流食，吃一点小菜，偶尔能够吃 1 个鸡蛋、喝点奶，基本不吃肉，能量常在 300 ~ 600 千卡，其实还不到实际需求的一半。因此，通过直观的比对，可以轻松了解自己吃没吃够。只有真实掌握情况后，医生或营养师才能通过其他手段帮助患者，使患者的营养达标。

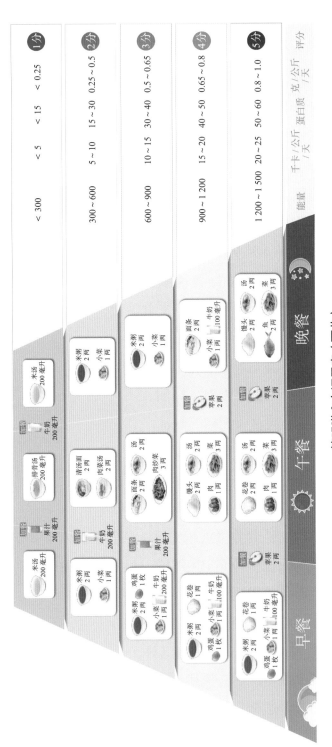

简明膳食自评量表（西北）

评分	能量 千卡/公斤 /天		蛋白质 克/公斤 /天	
1分	< 300	< 5	< 15	< 0.25
2分	300~600	5~10	15~30	0.25~0.5
3分	600~900	10~15	30~40	0.5~0.65
4分	900~1 200	15~20	40~50	0.65~0.8
5分	1 200~1 500	20~25	50~60	0.8~1.0

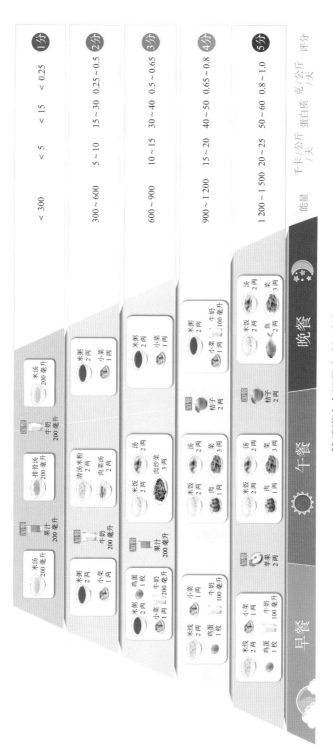

简明膳食自评量表（江南）

周二 **运动过程中的强度如何简单判断？**

有研究表明，癌症患者在治疗期间和治疗后，可以安全地进行适度运动。然而有很多患者不明白怎样的运动强度才算是"适度"，这需要对运动过程中的强度进行判断和掌控。那么，患者如何确定自己在运动过程中的强度呢？下面推荐几个简单的测试方法。

说话测试　患者可以根据在运动中说话舒适程度来判断运动强度。当患者在进行快步行走、慢跑等运动时，可以与他人说话甚至唱歌，表明运动强度是低强度；如果可以说话但不能唱歌，表示运动达到中等强度；如果运动中感到上气不接下气，无法与他人进行正常交流，表示运动已达到高强度。患者可根据自身身体状况选择不同强度的运动方式。

测量心率　患者如果有运动手环、手表等可穿戴设备，就可以轻松读出运动中的即时心率。如果没有设备也可在运动过程中测10秒钟脉搏，乘以6推算出1分钟心率，判断自身的运动强度。推荐适合癌症患者运动的心率范围为最大心率的55%～75%，即（220－年龄）×（55%～75%）。在运动过程中心率大概保持在95～120次/分为宜。

自我感觉　因为一些患者在放、化疗治疗期间可能会使用影响心率的药物（如β受体阻滞剂），仅用心率来监测患者的运动强度可能不够准确，那么可结合自我感觉用力程度量表（RPE）（表13）来监测运动强度。评分范围6～20分：6分—安静、毫不费力，7～8分—极其轻松，9分—很轻松，10～11分—轻松，12～13分—有点吃力，14～16分—吃力，17～18分—非常吃力，19分—极其吃力，20分—竭尽全力。癌症患者的运动强度应该控制在中等强度（RPE 在 13～15 分之间）。如果患者身体可以接受，可以结合高强度运动（即 RPE > 16 分），获益可能更多。

表 13　自我感觉用力程度量表（RPE）

等级	主观感觉运动	运动强度分类	最大心率百分比
6	安静、不费力	静息	/
7	极其轻松		
8		非常低	< 50
9	很轻松		
10	轻松	低强度	～ 63
11			
12	有点吃力	中等强度	～ 76
13			
14			
15	吃力	高强度	～ 93
16			
17	非常吃力		
18		超高强度	≥ 94
19	极其吃力		
20	精疲力竭	最高强度	100

对于癌症患者来说，运动强度并不是越大越好，患者应该根据每天自己的体能状态，适度运动，量力而行。运动至身体微微出汗，消耗六七成体力即可，不要硬性规定一个具体的量，更不要让体力透支，运动到精疲力竭，在运动过程中选择适合自己的运动强度监控方式。

实操 在室内利用椅子进行力量练习

在居家时除徒手进行力量锻炼以外，也可借助椅子进行低强度锻炼。椅子操不仅可以锻炼下肢力量，增强柔韧度，还能有效预防练习时意外跌倒。

椅子要选用四条腿可稳定支撑在地面上的，也可将椅子靠墙增加稳定性，注意不要选用底部带轮子的转椅。在运动过程中穿合适的运动鞋，以防在练习时出现意外；同时注意防滑，保证地面不留水滴。

利用椅子可以进行练习的方式有坐姿站起、坐姿屈膝收腹、坐姿腹部拉伸、站姿侧抬腿、支撑后抬腿、扶椅提踵、扶椅深蹲、扶椅高抬腿和扶椅弓步蹲等。在练习过程中，用鼻子保持自然呼吸，不可以憋气。刚开始每个动作 8 ~ 10 次为 1 组，重复 2 ~ 4 组，每组之间休息 1 分钟，每个动作重复的组数或保持的时间可因人而异，可以随着身体状况的改善而增加。

坐姿站起　站在椅子前面，腰背部挺直，腹部收紧，双臂屈肘于胸前握拳，臀部向后坐，屈膝向下坐到椅子上，然后再站起。8 ~ 10 次为 1 组，重复 2 ~ 4 组。

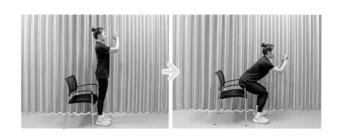

坐姿屈膝收腹　坐在椅子上，背部挺直，核心收紧，双手扶住把手，双腿并拢屈膝，脚轻触地面即可。不要支撑身体，腹部发力向上提膝，抬起双腿至动作顶点稍停后慢慢下放双腿还原。8 ~ 10

次为 1 组，重复 2 ~ 4 组。

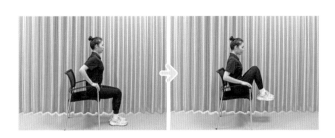

　　坐姿腹部拉伸　　坐姿，挺胸收腹，腰背部挺直，向上打开一只手臂，同时身体向侧屈体至动作顶点，稍停，感受腹部拉伸，注意屈体过程中上半身始终处于同一平面，不要向前或向后扭转。每侧稍作停留后换另一侧。8 ~ 10 次为 1 组，重复 2 ~ 4 组。

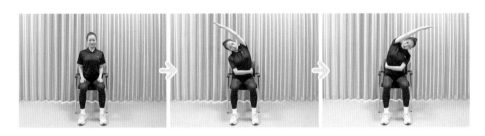

　　站姿侧抬腿　　站在椅子后方，侧身一只手扶住椅背，另一只手叉腰，挺胸收腹，向外抬起外侧腿至动作顶点稍停后还原。每侧 8 ~ 10 次为 1 组，重复 2 ~ 4 组。

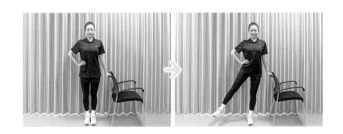

　　支撑后抬腿　　站在椅子后面双手扶住椅背，背部挺直，核心收紧，向后上方抬起一条腿至动作顶点稍停后还原。动作过程中核心收紧。每侧 8 ~ 10 次为 1 组，重复 2 ~ 4 组。

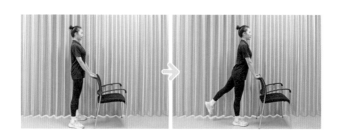

　　扶椅提踵　站在椅子后面，双手扶住椅背，双脚开立与肩同宽，吸气准备，吐气，双脚跟抬起离地，吸气双脚跟落地还原。8～10次为1组，重复2～4组。

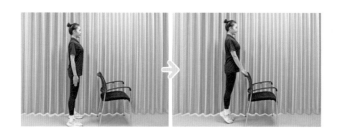

　　扶椅深蹲　身体直立站在椅子后面，双脚开立与肩同宽，吸气臀部向后向下坐，至自己的最大范围，此时可双手扶椅略作支撑，吐气还原站立。膝盖沿着脚尖方向，不内扣，不外扩。8～10次为1组，重复2～4组。

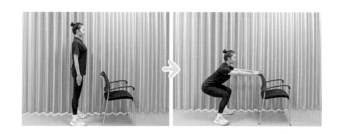

　　扶椅高抬腿　站在椅子后方，侧身一只手扶住椅背，屈膝抬腿向上，如果感到吃力，先抬到自己能达到的最大高度即可。两腿各做8～10次，重复2～4组。

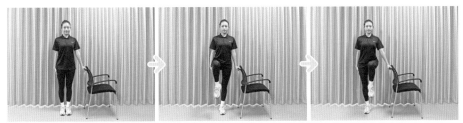

扶椅弓步蹲　单手扶椅背，一侧腿站稳屈膝，另一侧腿后撤拉伸，呈"微弓步式"姿态，保持 1～2 秒，还原。每侧 8～10 次为 1 组，重复 2～4 组。

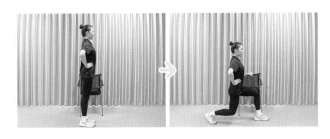

周三　肌肉减少的危害及改善方法有哪些?

癌症患者发生肌肉减少症的风险较高，其危害包括导致化疗药或靶向药不良反应增加；手术并发症增加；患者生存质量下降，生存期减少，预后不良。

那么改善患者肌肉减少症的方法有哪些?

首先是运动。中等强度的运动，尤其是抗阻力运动，对不同疾病状态的患者都是安全的，可改善患者的有氧运动能力、肌肉力量、生活质量以及心理健康状况，如果患者身体状态不允许进行中等强度运动，也可以通过散步来预防肌肉减少症的发生。

其次是饮食。患者在日常生活中保持平衡膳食和充足营养，摄入瘦肉、牛奶、鸡蛋、鱼、虾、豆制品

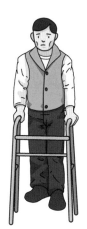

等富含优质蛋白质的食物也可改善肌少症。不建议纯素饮食。

另外，必要时可以在专业人员指导下，选择如蛋白粉、β-羟基-β-甲基丁酸盐，也就是 HMB 等改善肌肉减少的情况。

实操 蛋白粉的选择

蛋白粉根据来源分为植物蛋白粉（大豆）、动物蛋白粉（乳清）以及混合蛋白粉。其中，乳清蛋白是动物优质蛋白的代表，营养价值高、易消化吸收、含有多种活性成分。挑选蛋白粉有以下注意事项：

看配料表，配料表越干净越好　配料表越简单，说明添加剂越少。尽量不要选择添加植脂末、氢化植物油等添加剂的蛋白粉。

看营养成分表，注意蛋白质含量　如果标示每 100g 蛋白质 80g，就代表蛋白质的占比为 80%。一般蛋白质含量越高越好。

特殊人群的选购建议　当有肾病、肝病、高尿酸血症、手术或增肌等情况时，建议优先选择乳清蛋白粉；存在乳糖不耐受者建议选择分离型或水解型乳清蛋白粉；素食主义者、对牛奶蛋白过敏或不耐受的人群，建议选择大豆蛋白等植物蛋白粉。

即便需要补充蛋白粉，也要注意不要超量。人体对任何营养素的消化吸收都有一定限度。摄入过量的蛋白会形成有害物质，产酸、产气，引起胃肠道不适。

具体如何选择及服用蛋白粉，最好向营养师咨询，因人而异，因需而选。

周四　一次性无法完成推荐的运动量时，分次进行是否一样具有效果？

《美国人身体活动指南第 2 版（2018）》中适用于癌症生存者

的重要建议包括：避免不活动；每周累积至少 150 ~ 300 分钟中等强度的有氧运动，或 75 ~ 150 分钟较大强度的有氧运动（如果可能的话）；每周至少 2 天进行抗阻运动，在进行有氧运动和阻力运动时，结合平衡能力和柔韧性运动。

这时患者就会产生一个误区，如果选择锻炼，那必须按照指南练够规定的时间，且锻炼时间越长越好吗？不！运动质量永远比数量重要，运动不应严格按照指南推荐生搬硬套，都应该根据身体的情况循序渐进，逐渐增加运动量与时间，灵活调整运动方式，运动强度以休息后疲劳可缓解为主。简单来说，如果患者身体状况无法进行长时间的锻炼，可尝试拆分运动时间，比如每天锻炼 3 次，每次 10 分钟，那么一天就是 30 分钟了。这样运动也是为了减少患者的久坐时间，即使每小时只走了 250 步，或者每小时只活动了 2 ~ 3 分钟，都可以缓解久坐带来的负面影响。

实操 利用水瓶（哑铃）进行力量练习

患者在家也可以利用哑铃进行力量练习，哑铃具有多种重量选择、运动轨迹自由、可随时随地进行等优点，方便老年患者锻炼肌肉力量，被广大患者所接受，训练时可根据患者条件选用矿泉水瓶进行代替。患者利用水瓶（哑铃）可以进行练习的方式有负重耸肩、负重前平举、俯身负重侧平举、负重推肩、肱二头肌弯举、俯身划船和负重深蹲等，锻炼时应注意呼吸要缓慢而有节奏，不要憋气。练习过程中每个动作重复的组数或保持的时间可因人而异，可以随着身体状况的改善而增加。

负重耸肩 自然站立，身体保持直立，水瓶（哑铃）分握于身体两侧，双脚与肩同宽，双膝微屈；正握水瓶（哑铃），呼气，肩膀向耳朵方向垂直提起，以肩膀的力量提起水瓶（哑铃）至最高点，保持 1～2 秒；然后吸气，缓慢回到起始位置，重复下一次。每次 2～3 组，每组 10～15 次。练习时背部挺直，腹部收紧，不要塌腰和左右晃动；呼吸均匀，不要憋气。

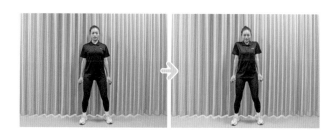

负重前平举　自然站立，身体保持直立，双手正握水瓶（哑铃），双脚与肩同宽；双臂微屈，背部挺直，边呼气，边将一只水瓶（哑铃）缓慢向前向上举到与眼睛同高，保持 1～2 秒；吸气，缓慢回到起始位置，换另一侧重复上述动作。每次 2～3 组，每组 10～15 次。依据自身情况和需要选择负重，抬臂时避免身体后仰或向上甩水瓶（哑铃），初练者可以背部紧靠墙壁作为辅助。

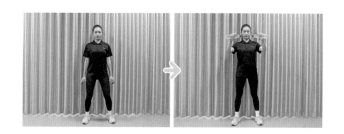

俯身负重侧平举　膝关节微屈，背部挺直，上身稍稍前倾，头微微下垂，肘关节微屈，水瓶（哑铃）置于大腿前方；呼气，将水瓶（哑铃）由下往上向身体外侧抬起，缓慢抬至与肩膀同高，稍停保持 1～2 秒；吸气，缓慢回到起始位置，再进行下一次。每次 2～3 组，每组 8～12 次。练习时，依据自身情况和需要选择组数和次数，以及哑铃抬起高度，保持背部挺直。

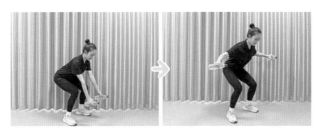

负重推肩 坐姿（或站姿）开始，将水瓶（哑铃）置于肩膀两侧与肩同高，呼气，将水瓶（哑铃）向上推；吸气，将水瓶（哑铃）下降至起始位置，重复下一个动作。每次 2～3 组，每组 10～15 次，组间间歇 1 分钟。练习过程中保持下背部挺直，举至最高点时肘部不要僵直，以免受伤。

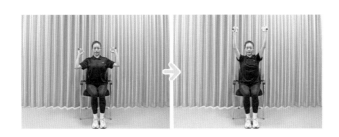

肱二头肌弯举 身体直立，双手各持一只水瓶（哑铃），置于体前，上臂保持固定，肱二头肌用力，前臂向上弯举水瓶（哑铃），到达最高点后稍停留，然后缓慢放下。每 10～15 次为 1 组，重复 2～3 组。

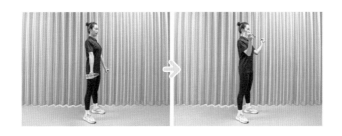

俯身划船 双手自然下垂，持水瓶（哑铃），膝盖、髋部屈曲，上身前倾，臀部向后，保持背部挺直。肩部、上背部发力，肘

部贴近身体，将水瓶（哑铃）快速上提，在最高点稍作停留，缓慢放下。每 10 ~ 15 次为 1 组，重复 2 ~ 3 组。

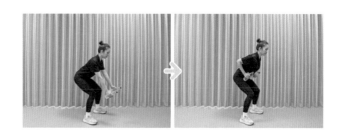

负重深蹲 两脚分开站立，双手各持一只水瓶（哑铃）于体前，身体直立，挺胸收腹，目视前方。屈髋屈膝，臀部后坐，缓慢下蹲至大腿与地面平行位置，稍停留后下肢发力站起，回到起始位置，患者可根据自身情况选择下蹲幅度。10 ~ 15 次为 1 组，重复 2 ~ 3 组。

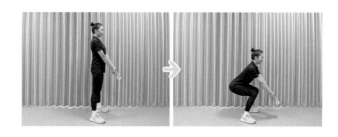

周五 呼吸训练

有没有一些简单的自我练习，可以帮助患者缓解焦虑呢？

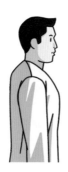

用力 → 呼气
放松 → 吸气

当然有！可以尝试呼吸练习！

持续的呼吸练习可以让我们更加有自主性，更加地勇于面对，帮助我们逐渐接纳患病带来的焦虑，有利于身心健康。

患者坐在椅子二分之一或者三分之一的位置上，腰背挺直、胸廓打开，双脚自然放在地上，双手自然地放在大腿上。站着和躺着也可以，总之要让自己的身体保持轻松的、挺拔的、有觉醒的状态。

接下来集中注意力在整个身体上面，从头到脚去感受，额头是不是紧绷的，眼睛是否紧绷，脸颊有没有紧绷着，还有下巴、颈部、肩部、胸腹部、双腿、双脚、双手是否紧绷着。

如果有部位是紧绷着的，就有意识地让这个部位放松，让身体完全地放松、放开，体会这种安稳、放松、有觉察的状态和姿势。

在这之后，集中注意力在呼吸上，可以把一根手指放在鼻子下面，感受吸气时气息的吸入，呼气时气息的呼出，也可以把双手放在胸廓上面，吸气时感受胸廓扩张，呼气时感受胸廓收缩，持续地把注意力放在呼吸带来的身体感觉上面。

接下来把注意力放在呼吸感觉最明显的位置上，不论是鼻端、胸部、腹部还是整个身体，持续地把注意力放在一吸一呼带给身体感觉的那个部位就好了。

关注一会儿以后会发现，注意力有时会从呼吸上跑开了，这是正常现象，我们只需要看一看注意力被什么事情给带走了，然后再慢慢地、稳定地把注意力再一次放回到对呼吸的觉察上就可以了。

持续地去感受一呼一吸带给身体部位的变化，不需要去评判，不需要去分析，也不需要去想象。几分钟后，就可以感受到内心的平静。

这个练习可以在每天的早中晚各做一遍，每一遍 5 ~ 10 分钟的时间。

第八周

周一 对抗癌症的好帮手——肠内营养粉如何选择？

上一周我们讲到蛋白粉的选择，实际上肠内营养粉品种繁多，蛋白粉只是其中的一种。适当补充可以很好地改善营养状况，增强免疫，促进康复。

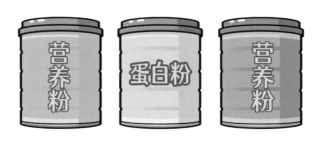

目前的肠内营养粉主要包括三种类型：全营养粉、特定全营养粉以及营养组件。全营养粉指可作为单一营养来源满足目标人群营养需求的配方食品，也就是说如果患者不能正常进食，可以采用全营养粉全部代替饮食。如果患者患有糖尿病、肾病、肿瘤、肝病等特殊疾病时，便可以采用特定全营养粉来代替全部饮食，如糖尿病专用型全营养粉、肿瘤专用型全营养制剂等。营养组件，如蛋白粉、氨基酸、葡萄糖以及脂肪乳等，可以满足患者对部分营养素的需求，但不适用于作为单一营养来源。

当然，如果这些肠内营养粉通过了国家的注册审批，那它们就有了一个新的名字：特殊医学用途配方食品（简称：特医食品），本质是没有太大区别的。

肠内营养粉的选择必须根据患者的适应证，如营养不良是哪种类型？是缺少蛋白质还是缺少能量？是不是恶病质？有没有糖尿病？胃肠功能是否存在问题？患者应通过询问医生或营养师获得建议后再去购买，避免盲目消费和不恰当地使用造成其他问题。

实操 看标签，算能量

一般情况下，癌症患者应当尽量选择高能量、高蛋白的全营养粉，那么怎样通过看营养成分表来判断呢？

正规产品会给出详细的营养信息。仔细查看营养成分表，一般来说会标有每 100g 的营养粉所提供的能量以及各种营养素的含量。例如图中这款产品，每 100g 营养粉可以提供 1 849 千焦（kJ）的能量，换算成千卡（kcal）后，即大约 450kcal 能量，占普通成人日需要量（NRV%）的 22%，差不多五分之一。这与一天三顿都是稀饭、面条所得到的能量差不多。其他营养素的含量和 NRV% 在营养成分中也展示得非常清楚。因此，当患者腹胀早饱，食欲不佳时，肠内营养粉可以很好地补充能量以及其他所需的营养素。

营养成分表

项目	每 100g	NRV%	项目	每 100g	NRV%
能量	1 849kJ	22%	泛酸	1.02mg	20%
蛋白质	17.8g	30%	叶酸	57μg	14%
脂肪	13.3g	22%	生物素	22.0μg	73%
碳水化合物	62.0g	21%	磷	311mg	44%
钠	0mg	0%	钙	158mg	20%
维生素 B$_1$	0.30mg	21%	锌	1.84mg	12%
维生素 B$_2$	0.60mg	43%	镁	156mg	52%

续表

项目	每100g	NRV%	项目	每100g	NRV%
维生素 E	1.26mg α-TE	9%	铁	2.0mg	13%
维生素 A	138μg RE	17%	铜	0.57mg	38%
维生素 K	8.9μg	11%	锰	1.85mg	62%
维生素 B_6	0.27mg	19%	硒	5.1μg	10%
烟酸	3.69mg	26%	钾	670mg	34%

周二 癌症患者有哪些症状时是明确不能运动的？

并不是所有的癌症患者都可以进行运动，运动的禁忌要根据患者自身的身体条件来决定，如患者生命体征不稳定，特别是有脑出血或者在脑血栓急性期，运动极易再次诱发疾病；另外若有下肢静脉血栓等严重并发症时运动，可能因为导致血栓脱落，出现肺部栓塞引起患者呼吸困难而致死。

若患者本身合并有冠心病、高血压和糖尿病等疾病，则要根据这些疾病的运动禁忌证进行判断。

●安静时收缩压 > 200mmHg 或舒张压 > 110mmHg；直立后血压下降 > 20mmHg 并伴有其他症状时应禁止运动。

●患者有未控制的房性或室性心律失常，未控制的窦性心动过速（ > 120次 / 分），未控制的心力衰竭、重度主动脉瓣狭窄；活动性心包炎或心肌炎；血栓性静脉炎；近期血栓栓塞；安静时 ST 段压低或抬高（ > 2mm ）等冠心病运动禁忌时应限制运动。

●患者手术后，应保证手术伤口愈合的时间，通常由于放、化疗的毒性以及手术的长期影响需要 8 周，这期间的患者可经历发热、显著疲劳或运动失调等症状，应限制运动。

● 化疗后引起周围神经病变的患者，运动前未评估平衡能力、步态和跌倒风险的患者，不应该直接运动。

● 腹部造瘘患者，运动前应该清空造口袋，并防止造口感染，结直肠癌造瘘的患者需经过医生的允许才能参加接触性运动和避免参加负重运动。

● 患者伴血小板计数减少时，应该从低强度运动开始，并观察皮下黏膜出血情况，如果同时伴有临床状态不稳定，则应该减少活动。

● 严重贫血的患者除了日常生活活动外，应该避免运动，直到贫血得到纠正。

● 乳腺癌治疗后存在上肢和肩部问题的患者应在参加上半身运动之前就医治疗。

● 妇科肿瘤伴有腹部、腹股沟或下肢肿胀或炎症的患者应在参加下半身运动之前就医治疗。

● 骨转移的患者有病理性骨折和脊髓压迫的情况下不适宜运动，多发性骨髓瘤的患者运动禁忌证还包括未经治疗的高钙血症、骨髓发育不全、肾功能不全。

实操 利用自重进行力量练习（可借用墙壁或桌子）

在日常生活中利用桌椅或墙壁在家就可以进行练习，这种锻炼方法侧重下肢力量锻炼，同时辅以部分上肢锻炼。可利用墙壁进行靠墙天使、壁虎爬行、靠墙静蹲、开肩等练习，这些锻炼姿势都要求核心区域收紧、脊柱保持中立位，保持匀速呼吸。在练习过程中可以根据自己的身体情况，自主调整关节活动幅度和持续时间，尽可能做到自己的最大活动程度，要避免身体出现不适感，循序渐进，多加练习。

靠墙天使 背部靠墙，外展打开双臂，双臂贴墙缓慢向上至两臂伸直，进行一次深呼吸后慢慢回到起始位置。10 次为 1 组，重复 2 ~ 4 组。

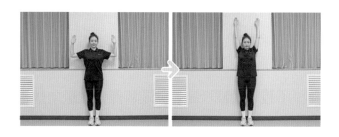

壁虎爬行 面向墙站立，两脚与肩同宽开立，身体稳定向前压双手，扶墙往上爬，上下多次重复，可做 2 ~ 4 组。

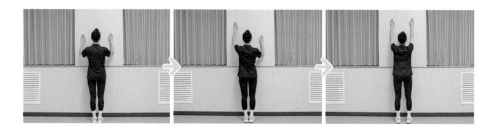

靠墙静蹲 背靠墙壁，两脚分开与肩同宽站立，做扎马步的动作下蹲，同时上半身保持正直挺胸抬头，背部尽量靠墙，不能弯腰驼背，下半身着力点主要在脚后跟，膝盖不超过脚尖。根据自己的身体情况选择下蹲的深度。初学者由浅蹲开始，后续可由半蹲逐渐过渡到深蹲，一组 30 秒，可做 5 组。

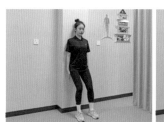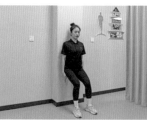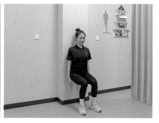

浅蹲　　　　　　半蹲　　　　　　深蹲

开肩　①拉伸肩部前侧：侧面对墙站立，右手伸直向后贴墙，手臂与肩部等高拉伸肩膀前侧，保持 5 ~ 8 次呼吸后换对侧重复动作，可做 2 ~ 4 组。②拉伸肩部内侧：侧面对墙站立，右手向上伸直贴墙，手臂在肩部的正上方，然后弯曲手臂，手尽量碰到上背部中间，保持 5 ~ 8 次呼吸后换对侧重复动作，可做 2 ~ 4 组。③拉伸肩部前侧 / 内侧：面对墙站立，双脚与肩同宽，离墙约 1 米左右，双手贴墙，肩膀下沉。保持 5 ~ 8 次呼吸，可做 2 ~ 4 组。④拉伸肩部外侧：面对墙站立，右手往左侧贴墙，屈左手肘，将右手臂靠近身体，保持 5 ~ 8 次呼吸后换另一侧，可做 2 ~ 4 组。

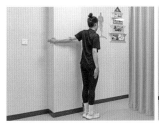
拉伸肩部前侧

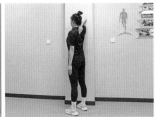
拉伸肩部内侧（右）

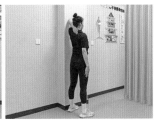
拉伸肩部内侧（左）

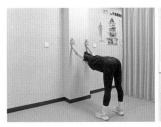
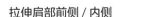
拉伸肩部前侧 / 内侧

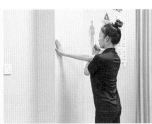
拉伸肩部外侧（右）

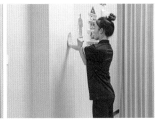
拉伸肩部外侧（左）

上斜俯卧撑　面向墙壁双手推墙，双手距离略宽于肩，两腿向身体后方伸展，保持头、脖子、后背、臀部以及双腿在一条直线上。呼气，屈肘，上身慢慢俯身向下向墙壁靠近，至面部接近墙面，稍作停顿，保持上身挺直。呼气还原。重复此动作 30 次。与此动作相似，可借助桌子进行推墙练习。

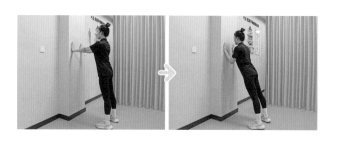

周三　肠内营养粉使用的原则是什么？

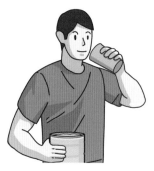

　　肠内营养是营养治疗的基础，凡有一定胃肠道功能可消化和吸收营养物质的患者均适用肠内营养。但如果患者有小肠广泛切除、完全肠梗阻、肠麻痹，或者严重腹泻及重度吸收不良综合征等禁忌证的患者禁用。

　　那么肠内营养粉的使用原则是什么呢？应该根据患者的营养状况和治疗计划进行使用。普遍的原则是，从低剂量开始，如果患者没有不适感，再增加剂量至计划水平。可以通过 1～3 天逐渐缓慢达到需求量，其间仔细观察患者的反应，如有不适，如腹胀、轻微腹泻，可以考虑分多次服用，也可以考虑调整进食时间，或餐后，或餐前，或随饭同吃，总之找到适合自己的方式。如果不适症状较重，建议暂停服用，并咨询医生或营养师。

实操 使用肠内营养制剂需要注意的问题

　　在使用肠内营养粉时，应该注意以下几个问题：

　　血糖控制问题　肠内营养粉无糖的较少，所以若患有糖尿病，应该选择糖分含量低的营养粉，并进行必要的血糖监测，根据情况适当使用降糖药物。

剂型问题　以全营养粉为例，可以分为氨基酸型、短肽型和整蛋白型。三者的区别在于氨基酸型营养粉不需要消化而直接吸收，不会刺激消化液的分泌，适合重度代谢障碍或者胃肠功能不全的患者，如胰腺癌患者等。短肽型含少量纤维素，需要少量消化液分泌来帮助吸收，适合胃肠道功能有障碍但不完全受损的患者，如胰腺炎、放射性肠炎、化疗、肠瘘、短肠综合征等患者。整蛋白型则需要完全消化才能吸收，适合胃肠功能良好的患者，如围手术期营养不良、术前或诊断前肠道准备、神经性厌食症等患者。

禁忌问题　氨基酸型对于肝肾功能异常者、糖尿病患者以及10岁以下的儿童慎用。短肽型不适合肠道功能衰竭以及腹腔内感染严重的患者，并且不宜与其他药品混合使用。整蛋白型对胃肠道功能严重障碍、肝肾功能不全、消化道出血等症状的患者不宜使用。

管饲问题　这里谈到的肠内营养专指口服补充，如需管饲请遵医嘱。

周四　癌症患者运动时出现哪些症状应立即停止运动？

患者在参加运动之前，要做好运动评估，请医生较全面地检查一次身体，做到充分了解自己。在运动过程中，还需善于自我观察，防止出现不良反应，并定期复查身体，以便随时调整运动方式和运动量。对于正处于治疗中或合并心脏病患者禁止参加较大强度［≥60%储备心率（最大心率-安静心率）］运动，尤其是缺乏规律运动或身体活动不足者。急性心肌梗死事件多发生在平时运动较少而突然参加较大强度或大运动量的人身上，所以在锻炼时运动强度一定要循序渐进。

无论是老年还是年轻的患者，在锻炼时如果出现以下情况，如中重度心绞痛、头晕、胸闷气短、共济失调等，应立即停止锻炼并就医；如果心电图检查显示心肌缺血、心律失常等，应该由医生检查并排除危险后再恢复运动。此外，在运动过程中如出现任何不适，病情复发，某些部位出现出血倾向（如体温异常升高、皮下瘀斑等出血倾向、白细胞低于正常值等），都应停止锻炼，并及时就医。

因此，患者在参加体育运动过程中，要善于自我观察，防止出现不良反应，并定期复查身体，以便调整锻炼方法，最好患者在运动时有家属陪同。

实操 利用弹力带进行力量练习

居家锻炼时，除了徒手力量锻炼以外，还可以选择一些小器械来辅助锻炼，如弹力带。弹力带是一种易于携带，使用简单且十分有效的小型力量训练器材，训练不受年龄、场所以及季节天气的限制。弹力带阻力的大小和方向可以任意改变，动作的难度、幅度、次数及负荷大小可以灵活调整，不同颜色代表不同阻力（如黄、红、绿、蓝、黑等颜色），可根据自身情况选择不同颜色的弹力带（参考不同品牌）。适合患者利用弹力带进行练习的方式有弹力带前弯举、弹力带侧平举、弹力带坐姿划船、弹力带扩胸、坐姿推胸、弹力带躯干旋转、弹力带俄罗斯转体、坐位提膝、弹力带深蹲和弹力带横向侧步走等。每个动作重复的组数或保持的时间可因人而异，可以随着身体状况的改善而增加。

弹力带前弯举 双手反握弹力带，两腿打开，把弹力带踩实于脚下，腹部收紧，背部绷紧，手臂用力向上屈肘，掌心朝上，保持大臂贴近身体，嘴巴呼气，向下还原时，鼻子吸气。12～15次为1组，重复2～3组。

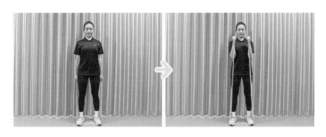

正面

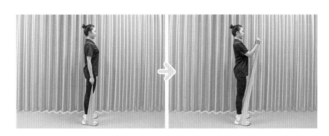

侧面

　　弹力带侧平举　双脚与肩同宽站立，脚尖向前，脚踩弹力带中段，两臂自然下垂，两手紧握弹力带，抬头微含胸。双臂伸直将弹力带缓慢向两侧上方拉动，直至双臂呈侧平举状，然后缓慢还原至起始姿势。注意双臂侧拉时躯干保持稳定，肩膀始终保持下压，吸气手臂下放，呼气手臂上举。12～15次为1组，重复2～3组。

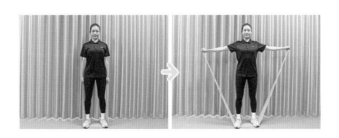

　　弹力带坐姿划船　受试者坐位，将弹力带放置在双脚下，可以

将双脚倚靠在地面（亦可将双脚抬起），抬头挺胸，要求背部挺直，保持躯干稳定，以肘部拉起弹力带，向腹部方向拉拢，保持 5 秒，缓慢将弹力带放回原位。12 ~ 15 次为 1 组，重复 2 ~ 3 组。

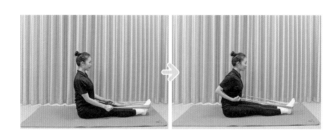

弹力带扩胸　双脚与肩同宽站立，脚尖向前，两手握弹力带两端，伸直双臂，使弹力带处于绷直状态，张开拉紧弹力带至身体两侧，再恢复原位。12 ~ 15 次为 1 组，重复 2 ~ 3 组。

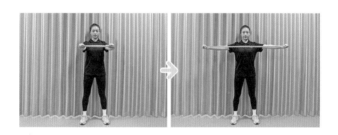

坐姿推胸　坐在椅子上，将弹力带放置背部，抬头挺胸，保持背部挺直，双手扣住弹力带在一定宽度，注意力集中在胸部，保持躯干稳定，开始发力，向前水平推直，想象成推开一扇门，再缓慢还原。12 ~ 15 次为 1 组，重复 2 ~ 3 组。

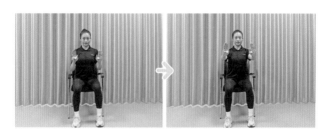

正面

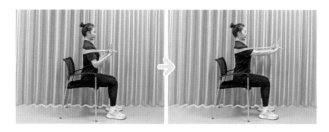

侧面

弹力带躯干旋转　锻炼者站立，双脚开立与肩同宽，左脚踩住弹力带中间，躯干保持直立，背部挺直，双手握住弹力带置于体前，上身躯干向右旋转至最大活动范围，再返回开始位置。一侧做完换另一侧。每侧 12～15 次为 1 组，重复 2～3 组。

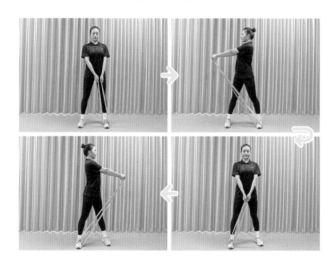

弹力带俄罗斯转体　受试者坐立位，双脚踩住弹力带中间，躯干保持直立，背部挺直，双手握住弹力带两端，大小腿抬起屈膝（如果感觉困难可双脚脚后跟着地），上半身向左、向右扭转，保持自然呼吸。12～15 次为 1 组，重复 2～3 组。

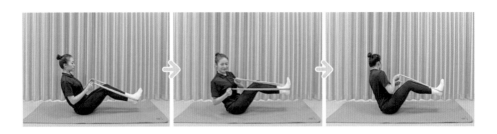

　　坐位提膝　锻炼者坐位，要求将一只脚踩住弹力带（一定长度），另一只脚扣住弹力带另一端，背部挺直，保持躯干稳定，双手扶住座椅，为准备动作，开始时，提膝，至水平位置，再缓慢放下。左右交替进行。12～15 次为 1 组，重复 2～3 组。

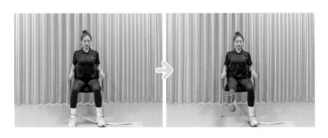

正面

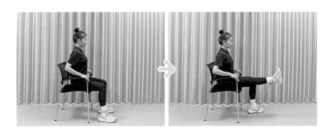

侧面

　　弹力带深蹲　两手握弹力带两端，固定好弹力带于脚下，将弹力带拉伸至肩锁骨位置，抬头挺胸直腰，背部挺直，随后慢慢屈膝控制下蹲，下蹲时膝关节的方向同脚尖的方向，蹲至大腿平行于地面或稍低于膝。12～15 次为 1 组，重复 2～3 组。

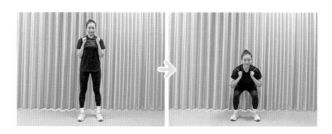

正面

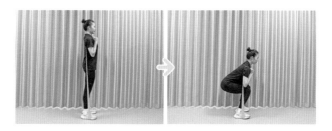

侧面

弹力带横向侧步走 双脚踩住弹力带下端，双手抓握弹力带上端，收紧腹部及下腰部并保持身体核心部位稳定不晃动，稳定住躯干，臀部发力将一侧腿抬起向侧边行走，去感受臀部侧上方在发力，向同一方向移动 5 ~ 10 步之后然后停留。12 ~ 15 次为 1 组，重复 2 ~ 3 组。

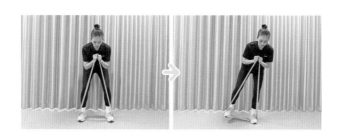

对因疾病（如关节炎、周围血管疾病、神经病变等）限制全身运动或有并发症的患者，可以根据自身情况进行局部弹力带抗阻运动。若患者下肢受限，可选择上肢肌群进行弹力带抗阻运动。

周五　放松训练

患者可能经常会感到紧张、焦虑，这些不良情绪不仅会增加患者的痛苦，也会影响治疗效果。研究表明，放松和引导想象能够改善情绪、增强心理应对能力。通过制订一些放松训练，可帮助患者意识转移，最大限度地缓解负面情绪给患者身心带来的困扰。

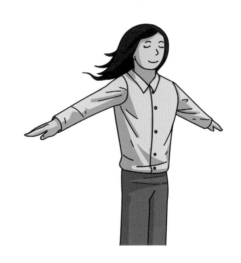

下面我们来学习如何做放松训练：

呼吸放松训练　患者一旦产生精神紧张、恐惧等负性情绪时，呼吸会自然加快，这时可以穿上舒适宽松的衣服平躺在床上，两腿自然伸开，左手臂自然放置在上腹部，右手臂自然放于身体右侧，然后进行深而慢的呼吸，同时腹部要配合有起伏运动；几分钟后自己或由家人协助坐直身子，进行同样深而缓的呼吸训练。

肌肉放松训练　肌肉紧张会引起精神紧张，训练时选择最舒适的身体姿势，然后进行手臂部、头部、躯干部、腿部等的放松训练。

●手臂部的放松：伸出右手握紧拳头，右前臂处于紧张状态；

伸出左手握紧拳头，左前臂处于紧张状态，双臂伸直，两手同时握紧拳头，然后放松。

● 头部的放松：先紧张面部肌肉，然后慢慢自然放松面部肌肉。

● 躯干的放松：左右双肩同时向上耸起，尽量贴近患者耳部，引发肩部肌肉联动紧张；挺胸收腹，憋气，使胸部和腹部肌肉处于紧张状态，然后自然放松，重复进行训练。

● 腿部的放松：伸出右腿，紧张右腿；伸出左腿，紧张左腿。在进行肌肉循环放松训练同时，将思想集中在注意、肌肉紧张、保持紧张、解除紧张、肌肉松弛 5 个步骤上。

想象放松训练　训练时请闭上眼睛，对自己最感兴趣的事物或是记忆中最美好的东西进行回忆，从而缓解负面情绪。

心情放松训练　可采用情绪转移法、励志法、倾诉法、音乐疗法等手段，以乐观积极的心态去面对疾病的挑战。

周一 哪些膳食可以帮助癌症患者提高免疫力？

事实上，没有哪一种特定的食物可以明确地提高人体免疫力。提高免疫力的关键在于合理膳食，均衡营养。因此，建议患者多摄入不同种类的食物。

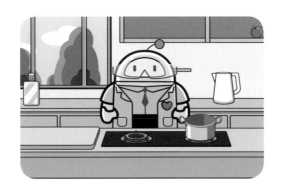

富含优质蛋白的食物 蛋白质是维持免疫力的"主帅"，对机体的免疫调节具有重要作用，鸡蛋、鱼、瘦肉、牛奶、大豆含有大量优质蛋白。

富含维生素 A 的食物 维生素 A 又被称为"抗感染维生素"，是免疫力防线的"排头兵"。各种动物肝脏、鱼肝油等都是维生素 A 的良好来源，植物性食物可以提供类胡萝卜素，后者可以转化为维生素 A，主要存在于深绿色或红黄橙色的蔬菜水果中，如西蓝花、空心菜、胡萝卜、辣椒、菠菜、芒果等。

富含维生素 C 的食物 维生素 C 又被称为"抗坏血酸"，是增强免疫功能的"冲锋手"。充足的维生素 C 有助于提高机体对疾病的抵抗力。其主要来源于新鲜的水果蔬菜，在辣椒、西红柿、油菜、卷心菜、菜花，樱桃、石榴、柑橘、柠檬以及柚子中含量较为丰富。柑橘类水果的营养价值很丰富，它们都富含维生素 C 和柠檬酸，膳食纤维和果胶等成分，对身体有诸多益处。其中维生素 C、柠檬酸能够提高机体的免疫力。膳食纤维和果胶有通便，促进代谢的作用。

富含铁的食物　铁参与维持正常的免疫功能，动物血及肝脏、黑木耳、紫菜、芝麻酱中铁含量较高。

富含锌、硒的食物　锌和硒都有促进机体免疫功能的作用，海产品以及动物内脏是锌、硒的良好来源。

实操 彩虹饮食，美丽人生

顾名思义，"彩虹饮食"包括红、黄、绿（青）、黑（紫）、白等颜色，像彩虹一样五彩缤纷的饮食。《中国居民膳食指南2022》建议，每人每天至少摄食 300 ～ 500 克新鲜蔬菜（深色约占一半），新鲜水果 200 ～ 350 克。彩虹饮食所倡导的就是在进食足量蔬果的同时，还需尽量搭配多种颜色。这或许与中医五色入五脏的理论异曲同工，不同颜色的食物对脏腑功能有补益的作用。

下面，我们来看看彩虹饮食的成员有哪些吧！

红色　红辣椒、番茄、红枣、红薯、山楂、米、石榴、草莓、西瓜、樱桃、红苹果和红洋葱。

黄色　小米、黄豆、玉米、南瓜、红薯、胡萝卜、韭黄、蛋黄、金针菇、黄花菜、菊花、柑橘、橙子、柠檬、枇杷、菠萝、木瓜等。

黑（紫）色　紫葡萄、蓝莓、紫椰菜、茄子、黑豆、黑加仑子、桑葚、西梅、海藻、菌类、黑芝麻、黑米、黑木耳、海带、紫菜、紫薯等。

绿色　菠菜、西蓝花、黄瓜、丝瓜、芹菜、韭菜、青辣椒、茼蒿、莴笋、白菜、荠菜、油菜、豆角、空心菜、木耳菜、绿苋菜、青菜、苦瓜等。

这些食物既营养丰富，尤其是含有具有抗癌防癌的营养成分，又能为菜肴增色添彩，所以，快快把它们端上餐桌吧！

周二　癌症患者练习传统体育项目有哪些益处？

太极拳、八段锦等中国传统体育项目是呼吸与肢体活动相结合的养生术。癌症患者同样可以练习这些传统体育项目。

缓解疲乏　练习太极拳、八段锦等可促进新陈代谢，改善躯体功能，还可提高反应能力，增强耐受力，从而缓解疲乏症状。

改善抑郁、焦虑情绪，提高生活质量　在进行八段锦、太极拳等运动时，对自主神经系统产生有效刺激，可缓解抑郁、焦虑等不良情绪，提高生存质量。

改善睡眠障碍　不论是在治疗期间还是治疗后，进行太极拳、八段锦运动并配合呼吸调息，都有助于改善患者的睡眠。

改善心肺功能　在进行八段锦练习时，可通过大量双臂拉伸、扩展等运动，对呼吸肌群产生锻炼效果，提高呼吸效率，进而改善肺功能。

总的来说，不同时期、不同癌症的患者身体状况会有很大差异，而传统运动项目可动可静、可快可慢、可刚可柔，患者可结合自己的实际情况，选择对应运动项目进行练习，循序渐进。

实操　适合癌症患者改善肠胃功能的八段锦招式

八段锦是我国的传统养生功法，动作轻柔且缓慢，简单易学。

患者可以单独进行第三式"调理脾胃须单举"的练习，这组动作可使两侧内脏器官和肌肉受到牵引，坚持练习有助于防治肠胃等疾病，增强消化功能。建议每周练习5次，每次30分钟。

八段锦第三式：调理脾胃须单举

做法：站立，两腿分开与肩同宽，由抱球式为起式，左掌慢慢向上托起（吸气），由自己面前向上推至头顶，掌心朝上，指尖朝右，腿部由微微弯曲变为站起直立；同时右掌微微上托，随后右臂向右髋部下压，掌尖向左，两掌指尖相对。动作略微停顿（闭气），眼睛注视前方。左掌慢慢向下收回至腹前（呼气），右掌亦慢慢收回至腹前，最终恢复抱球式。右式为反向再做一遍。一左一右为一遍，共重复3遍。

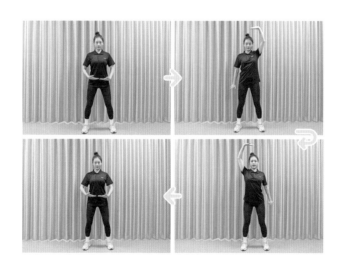

周三 癌症患者需要补充维生素等保健品吗？

近年来，各种类型的保健品让人应接不暇，一些注重养生的人时不时就会服用几颗复合维生素片来达到强身健体的目的。那么对

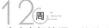

于营养摄入不足的患者来说，保健品真的是必需品吗？

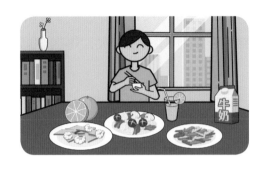

答案是否定的。患者需要维生素，但不一定需要通过保健品来进行补充，只要不挑食、不厌食，注重膳食的合理搭配，做到营养均衡，就能摄取到机体所需要的充足的维生素，享受美食的同时，还能补充营养，何乐而不为呢？如果不加节制，滥用维生素类保健品，反而会对我们的身体造成伤害。例如维生素 A 摄入过量，会引起头痛、脱发、食欲降低、恶心呕吐、肌肉疼痛、皮肤干燥等症状，维生素 B_3 摄入过量会造成皮肤发红、眼部不适、高尿酸血症，长期大量摄入，还会对肝脏造成一定损害。除此之外，也会妨碍治疗的效果。

当然，如果部分特殊情况的癌症患者，需要额外补充维生素的话，一定要在医生或营养师的指导下进行选择，不可滥用。

实操 抗氧化类保健品——一把双刃剑

氧化应激可能增加癌症的风险，因此抗氧化类的保健品就成了很多人防癌抗癌的首选，盲目服用，殊不知，抗氧化类的保健品是一把双刃剑。它们既不是药品，也不是普通食品，利用得当有利于健康，但盲目跟风滥用，很可能会对身体造成不可逆转的伤害。

常见的抗氧化类保健品主要有维生素 C 类、维生素 E 类、原花青素、虾青素等等。维生素 C 在临床上最常见的作用就是预防坏血病，还有抗衰老、治疗贫血、抗过敏、增强抵抗力等方面的作用。但是若过量服用，会导致恶心、呕吐、腹泻、胃部不适、头痛、尿频以及皮肤肤色改变，甚至可能会造成结石。维生素E有抗癌、抗衰老的作用。但长期过量服用可引起恶心、呕吐、眩晕、头痛、视物模糊、口角炎、腹泻、乏力等。原花青素是一种天然抗氧化剂。但摄入过多会出现疲乏、困顿、嗜睡、腹泻等现象。虾青素是一种类胡萝卜素，也具有抗氧化的作用。但长期大量服用虾青素会让人体内淤积过多的尿酸，容易出现痛风，同时也会增加胃肠道的负担。

过量服用抗氧化剂除了有以上的不良反应外，还有一点非常值得关注。那就是，这些抗氧化剂虽然在体外是抗氧化的，但在我们体内是发挥双向调节作用的，也就是既可以抗氧化，当过多摄入会促氧化，产生更多的自由基，影响健康。

因此，通过富含抗氧化物质的食物，而不是保健品来防癌抗癌，才是明智之举！

周四 之前没有锻炼习惯的癌症患者如何进行运动？

运动是良药。但如果患者之前没有锻炼的习惯，康复期应如何进行运动呢？

任何情况下，请在医生允许的情况下，根据自身肿瘤类型选择适合的运动方式，然后才能开始运动。

首先，需要进行热身活动，如手臂转圈、躯干左右扭转、原地高抬膝踏步等关节热身活动，有利于提高关节活动度，预防损伤。

在正式运动锻炼时，根据自身情况可选择低到中等强度有氧运动，如快走、练瑜伽、做八段锦等；也可选择抗阻锻炼，如徒手或借助椅子、弹力带、哑铃等工具进行大肌肉群力量锻炼；还可以选择有氧加抗阻联合锻炼，每周进行 3 次，长期坚持可以改善患者的身体功能。

在锻炼后进行肌肉拉伸很重要，如坐姿三角肌拉伸、胸部拉伸、坐姿背阔肌拉伸等，可缓解肌肉紧张，增强身体柔韧性。

确因治疗而感到重度疲乏的患者，如果不愿意参与系统的运动锻炼计划，可以每天进行 10 分钟的拉伸活动。

最后，适当的运动量对身体有益，过度的运动量会适得其反。如果运动时出现胸闷、出血等症状，应立即停止运动，并及时就医。

实操 改善癌症患者睡眠质量的八段锦招式

研究表明，健身气功、八段锦可以改善睡眠质量。如八段锦的预备式、第七式（攒拳怒目增气力）、第八式（背后七颠百病消）。每个动作重复 6 次，3 个动作为 1 组，建议每周至少锻炼 3 次，每次坚持 30 分钟。如果身体耐受良好的患者可以每天进行练习。

预备式：两脚并步站立，两臂垂于体侧，目视前方，左脚向左侧开步，与肩同宽，两臂内旋向两侧摆起，与髋同高，掌心向后。两腿膝关节稍屈，同时两臂外旋，向前合抱于腹前，与脐同高，掌心向内，两掌指间距约 10 厘米，目视前方，共做 6 次。

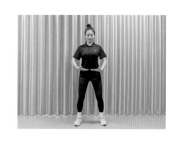

第七式：左脚向左开步，脚蹬马步，两掌握拳于腰侧，大拇指在内，拳眼向上。左拳向前冲出，拳眼向上，怒目而视，左拳变掌，再旋腕握固成拳，收回腰处，一左一右为 1 次，共做 3 次。

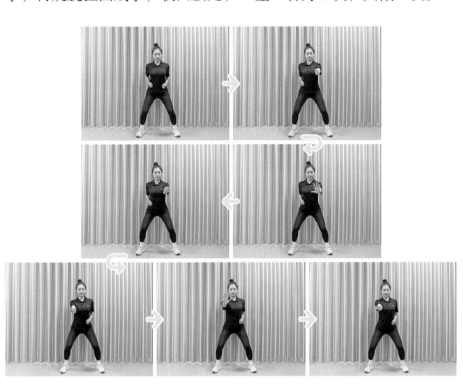

第八式：两脚跟提起，头上顶，稍停，目视前方。两脚跟下落，轻震地面。一起一落为 1 次，共做 6 次。

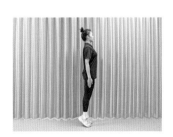

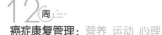

周五　感恩训练

当疾病的压力降临到身上时，感恩练习可以帮助我们正确看待疾病和实现自我关怀。在条件允许的情况下，可以选择在早上开始做感恩训练。选择一个舒服的位置及姿势坐下进行冥想。首先，闭上眼睛，做几次深呼吸，让自己沉浸在当下。接着，思考这一天中三到五件值得感激的事情。这些事情不需要有任何纪念意义，能够感受到简单而微小的幸福即可。比如，太阳出来了，我有一个支持我的父母、伙伴、朋友，或有宠物陪伴。同时也可以花一点额外的时间做一些伸展运动，有助于摆脱内心的焦虑。下面是几种训练方法，我们一起来看看吧！

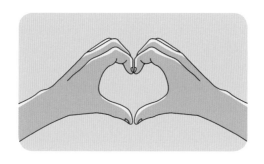

坐姿冥想

- 身体正坐，放松身心，就好像在倾听好友的诉说一样。
- 默默地闭上双眼，观察自己的呼吸，最好是使用腹式呼吸。
- 深吸一口气，然后屏息，让气体在身体停留一会儿，呼气。两耳静听自己的呼吸声，排除杂念。
- 禅定联想，体会联想"独坐小溪任水流"的意境。

深呼吸

- 身体放松，呼吸调匀。

- 压缩小腹将气由口中快速吐出，憋住气，千万不可吸气。
- 重复第 2 步直到感觉腹部已快贴到后腰为止。
- 用手按住下腹部，张开口鼻将气吸入直灌肺尖，此时手应被推起。

亲近大自然　走出家门找些事情做，可以帮助患者从癌症及其带来的担忧中解脱出来。也可以选择积极参加一些抗癌活动，各病友间互诉衷肠，交流经验，参加各种有益身心的活动，将有助于康复。

感恩吐纳　找一处环境优美、空气清新，隔绝人声嘈杂和汽车鸣响的场所。脑中浮现出双肺健康呼吸的感受。感恩自己曾经拥有这种感受。让自己时刻处于这种感受之中，平静地吸气、呼气……体验每一口新鲜空气，享受每一份健康美好。感到充分满足之后，赞美细胞为自己工作，对它们说出自己的爱，告诉它们必定能够战胜癌细胞。赞美世界上有那么多美好可以体验，赞美带来美好体验的身体。承诺善待自己的身体，让癌症自愈。

另外，平时也可以听一些优美舒缓的音乐，也有助于身心健康。

促进食欲的乐曲　《花好月圆》《欢乐舞曲》等。

舒心理气的乐曲　《春风得意》《江南好》、抒情戏曲等。

解除忧郁的乐曲　《春天来了》《喜洋洋》《啊，莫愁》《步步高》《采花灯》《喜相逢》等。

振奋精神的乐曲　《娱乐生平》《狂欢》《解放军进行曲》《金蛇狂舞曲》等。

宁心催眠的乐曲　《平湖秋月》《烛影摇红》《军港之夜》《宝贝》《春思》《大海一样的深情》《银河会》等。

第十周

周一　贫血该怎么办？

许多患者对肿瘤治疗过程中白细胞的减少非常关心，但对贫血却不太在意，认为吃点红枣补补血就足够了。但这种想法是错误的，贫血的危害不容小觑，绝不可掉以轻心！

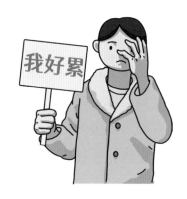

贫血的危害有多大？

首先，贫血意味着红细胞或血红蛋白的减少，血液输送氧气的能力下降，身体内的组织和器官陷入缺氧状态，从而使癌细胞更容易生长和转移。其次，贫血会让人感到头晕、乏力、嗜睡等，严重影响患者的生活质量。同时，贫血还会降低放、化疗的敏感度和患者的耐受度，影响治疗效果，甚至危及生命。因此，对于贫血，患者应该给予足够的关注。

如何判断是不是贫血？

那么如何判断自己是否贫血，以及贫血的程度呢？通常我们会用血常规检查中血红蛋白的浓度来评价，当成年女性血红蛋白低于

110g/L，成年男性血红蛋白低于 120g/L，孕妇血红蛋白低于 100g/L 时，就可以初步诊断为贫血。患者可以对照癌症贫血诊断标准（表 14），看看自己的贫血程度。

表 14　癌症贫血诊断标准

分级	血红蛋白标准（g/L）
正常	> 110
轻度	91 ~ 109
中度	61 ~ 90
重度	31 ~ 60
危及生命	< 30

实操 可以改善贫血的常见食物

对于癌症患者来说，贫血的原因可能是肿瘤发展导致的营养消耗、放疗和化疗引起的骨髓抑制，或者肿瘤发展过程中出现的出血。例如，当肿瘤导致体内营养物质，如铁、叶酸、维生素 B_{12} 等消耗过快，会引发缺铁性贫血或再生障碍性贫血。这时，适当调整日常饮食才可以在一定程度上缓解贫血症状。

提到补血，可能首先会想到红枣和红糖。其实，红枣和红糖中的铁不但含量低，而且因为是非血红素铁，吸收率很低。红枣中的铁含量仅为 2 ~ 3mg/100g，且吸收率不到一成，而红糖中有 99.6% 都是糖。那吃什么可以补铁、补血呢？其实，为了摆脱贫血的困扰，需要像砌墙一样，逐步添加富含血红素铁（来源于动物性食物）、蛋白质、叶酸等造血原料的食物，并补充维生素 C 以助力铁的吸收。

以下为可以改善贫血的常见食物（表 15）。

表 15 改善贫血的常见食物

营养素	食物类别
血红素铁	动物肝脏、动物血制品、红肉、蛋黄等
叶酸	动物肝脏、蛋类、花椰菜、莴苣、柑橘、坚果等
蛋白质	鱼、肉类、鸡蛋、牛奶等
维生素 C	新鲜蔬菜和水果
维生素 B_{12}	动物肝脏、猪肉、牛肉、鸡肉、鱼肉、牛奶、鸡蛋、乳制品等

以上食物巧搭配、常食用，可以很好地改善贫血。但切记，如果已经明确为中度以上贫血，请第一时间联系医生，先通过药物解决，再辅助以膳食进一步改善和维持。

周二 癌症合并肌少症时应该如何运动？

由于癌症患者机体处于高分解代谢和低合成代谢状态，肌肉减少症的发生率较高。这不仅影响患者机体成分的正常代谢，还会降低抗肿瘤药物的疗效，增加毒性反应，降低患者生活质量甚至影响生存期。在经过详细筛查评估后，除了增加补充蛋白合成的营养素之外，进行抗阻运动是预防肌肉减少症非常有效的措施。特别是对于抗雄激素治疗的肌肉减少症患者，可以延缓肌肉力量下降的速度。

每周进行至少 2 天主要肌群的力量锻炼可以有效预防肌少症，高龄或卧床较多的患者，可以进行轻度锻炼，也可进行被动力量练习保持肌力。推荐运动时心率控制在最大心率 55%～75%，或者采用每次可重复 8～15 次的运动强度，每周运动 2～3 次，每次持续 10～60 分钟，以 12～15 周为一周期，长期坚持。

也可采用有氧练习结合抗阻运动的方式。有氧运动如快步走、慢跑等运动可改善肌肉代谢功能；抗阻运动如坐位抬腿、静力靠墙蹲、举哑铃、拉弹力带等，提升肌力作用较佳。一些有特殊身体状况的患者需在咨询专业医生并在专业人员的指导和监督下安全有效地进行抗阻运动。

实操 增加下肢力量的抗阻练习（椅子结合弹力带）

在抗阻运动之前，需要进行 5～10 分钟的热身运动，以增加关节活动度；在运动过程中，保持动作速度稳定流畅，切勿动作过快；肌肉用力时呼气，放松时吸气。抗阻运动结束后应进行拉伸，让心率和血压逐渐恢复至开始状态。

接下来介绍椅子结合弹力带的下肢抗阻练习：

踩油门式练习　上半身保持自然状态坐于椅子前侧，将弹力带套至练习腿的前脚掌，双手抓住弹力带两端，从左脚开始，抬腿用力绷脚尖时呼气，还原吸气，连续完成每侧 3 组，每组 10～15 次蹬伸练习后换另一侧练习。

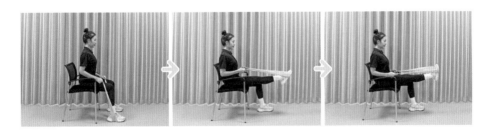

腿部推举练习　上半身保持自然状态坐于椅子前侧，弹力带套至左腿的后脚掌，屈膝绷紧后完成蹬伸推举，蹬伸时呼气，还原时吸气，完成动作时要充分蹬直练习腿，确保练习动作的完整流畅，一组 10～15 次后换右腿练习，每侧 3 组。

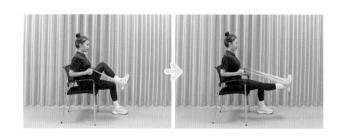

弹力带腘绳肌练习　身体保持直立姿势，双手扶在椅背上，将弹力带一端缠在左侧脚踝处，右脚踩住弹力带另一端。练习时，大腿保持不动，左腿伸直向后点地，使弹力带抻直，弯曲膝盖，小腿向后向上抬腿时呼气，还原吸气，脚后跟尽量贴近臀部。连续完成每侧 3 组，每组 10 ~ 15 次练习后换另一侧练习。

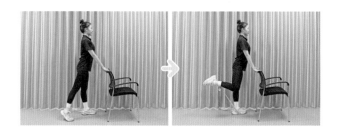

弹力带大腿外侧力量练习　身体保持直立姿势，椅子放于身侧，一手扶在椅背上，将弹力带一端缠在左侧脚踝上，右侧脚踩住弹力带另一端，左腿伸直向侧边点地，使弹力带抻直，左腿向侧上方抬起，身体尽量不要倾斜，再缓慢复原，大腿侧抬时呼气，还原吸气。一组 10 ~ 15 次后换右腿练习，每侧 3 组。

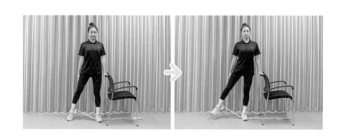

弹力带坐姿抗阻伸膝练习　上半身保持自然状态。朝向正前方坐于椅子后侧,将弹力带一端固定在身后,另一端套在左侧脚踝关节处。双脚、双腿分开,挺胸直背,左侧腿膝关节抗阻伸直。保持对抗最大阻力 2 秒,缓慢放松,抗阻时呼气,还原时吸气。一组 10～15 次后换对侧腿练习,每侧 3 组。

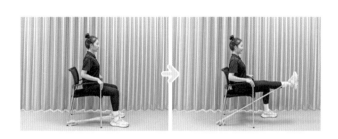

弹力带坐姿髋外展训练　双手扶在椅子两侧,面朝正前方坐在椅子前侧,将弹力带套在膝关节上方,双脚、双腿并拢。双腿同时向外打开,做髋外展运动,外展时呼气,还原吸气。保持对抗最大阻力 2 秒,缓慢放松,一组 10～15 次,共 3 组。

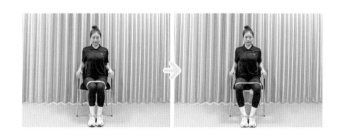

弹力带抬腿练习　双手扶在椅子两侧,面朝正前方坐在椅子前侧,将弹力带套在膝关节上方,双脚、双腿并拢。用力最大幅度抬高左腿离开座椅,持对抗最大阻力 2 秒,缓慢放松,抬高呼气,还原吸气,左右两腿交替进行,一组 10～12 次,共 3 组。

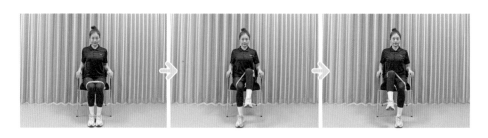

　　弹力带单腿弯举　准备姿势为俯卧位，膝关节以下部位悬空，将弹力带套在左侧踝关节处，左侧手臂固定住弹力带。单腿屈伸，弯曲膝盖，直到小腿与大腿垂直，返回时保持膝盖轻微弯曲，弯曲时呼气，还原吸气。一组 10～15 次后换右侧腿练习，每侧 3 组。

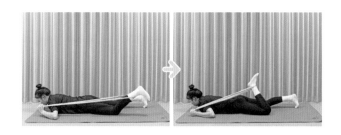

　　弓箭步蹲起练习　准备姿势为弓步跨立，身体核心保持稳定，要求前后脚尖方向一致，后脚脚跟抬起，前脚踩住弹力带，双手将弹力带两端拉至胸前附近，后腿屈膝向下，完成连续的屈蹲练习，屈蹲时呼气，还原吸气。一组 10～15 次后换对侧腿练习，每侧 3 组。

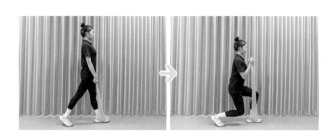

周三　如何应对身体炎症？

炎症就像我们身体的警报系统，当遇到有害刺激（如病菌、受损细胞或刺激物）时，它会发出警报，显示一种保护性反应。炎症可以分为急性和慢性两种。急性炎症反应常见于感染性疾病，有五个基本特征：发热、疼痛、发红、肿胀和功能障碍。慢性炎症就像一场旷日持久的战争，组织受损和修复过程同时进行。其根本原因是由于炎症因子持续存在带来的组织损伤，它可以由急性炎症反复发作演变而来，也可能是长期接触有害物质的刺激，导致免疫反应持续激活，这种情况多发生于非感染性疾病，如自身免疫性疾病和肿瘤等。

慢性炎症在癌症的发生发展中起着重要作用。炎症和癌症之间的联系就像两个携手共舞的危险舞者：一方面，参与癌症发展的基因会激发炎症；另一方面，炎症可以为癌细胞生长和转移创造有利条件，从而增加癌症的风险。如何了解自己的炎症水平是否异常呢？最简单的方法是查看血常规检查中的白细胞和 C 反应蛋白水平，如果大于正常值，则表示患者体内炎症水平较高。

实操 了解促炎饮食与抗炎饮食

南卡罗来纳大学在 2014 年提出膳食炎症指数可以对饮食的抗炎作用与促炎作用进行量化评分。其中，一般"促炎饮食"多为甜食、高脂食物、精致碳水食物、加工肉类等，而"抗炎饮食"多为蔬果、粗粮、深海鱼、橄榄油之类。存在高炎反应

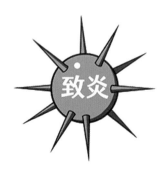

的患者尽可能避免以上促炎食物，搭配抗炎食物，这样才有利于疾病康复。表 16 为部分促炎饮食与抗炎饮食食物。

表 16　部分促炎饮食与抗炎饮食食物

促炎饮食	食物
高糖食物、精致碳水食物	糖，白米、馒头、白面包、蛋糕、饼干等含有大量淀粉的精制碳水食物
高脂食物、油炸食物	炸鸡等油炸食物
红肉、加工肉类	火腿、培根、香肠

抗炎饮食	食物
果蔬	蔬菜最好以深色菜、叶类菜为主，水果可以选择应季的苹果、橙子、香蕉、梨等
全谷物	小麦、大麦、水稻、燕麦、黑麦、玉米、小米
鱼类	鲑鱼、沙丁鱼和鲭鱼
茶	绿茶
部分调味品	咖喱、生姜、大蒜、肉桂、迷迭香和百里香

周四　治疗期间严重贫血的癌症患者能否运动？如何运动？

小强度的有氧运动可以使机体红细胞增加，达到改善化疗患者贫血的情况。当血红蛋白保持在 100g/L 以上时，可以选择低强度的有氧运动（如散步、打太极拳、做广播操等），也可以进行伸展运动（如四向点头、坐姿三角肌拉伸、肱三头肌拉伸练习等）。此外，还可以进行简单的肌肉练习。

注意，在运动过程中首先要关注运动强度，以能讲话聊天为准；其次关注运动量，以不产生头晕、目眩、气短等症状为限度，避免激烈运动，以免出现突发晕厥。最后，治疗期间严重贫血的患者切记在贫血症状纠正后再开始运动。

实操 改善贫血的运动

下面推荐一种居家就可完成的有氧运动——第九套广播体操。广播体操共为 9 个动作，分别是：预备节、伸展运动、扩胸运动、踢腿运动、体侧运动、体转运动、全身运动、跳跃运动、整理运动。每个动作做 4 个八拍，9 个动作为一组。可根据自身状况，每天运动 30 ~ 60 分钟，体力不好的患者可将锻炼目标拆分为每次锻炼 15 ~ 30 分钟，每天锻炼 2 次，如上午练习 2 组，下午练习 2 组。可以在网络上搜索相关视频练习，也可以跟我们一起练习！

预备节　预备姿势，两脚立正，手臂垂直于体侧，抬头挺胸，眼看前方，口令至原地踏步时，半握拳。第一拍，左脚向下踏步，右腿抬起，膝盖向前，脚尖离地 10 ~ 15 厘米，同时，左臂前摆至身体中线，右臂后摆。第二拍与第一拍动作相同，方向相反。

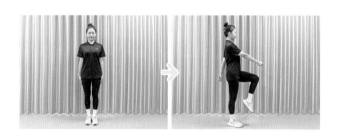

伸展运动　第一拍，左脚向左一步与肩同宽，同时两臂侧平举（掌心向下），头左转 90 度；第二拍，右脚并于左脚，同时半蹲，双臂屈臂于胸前（拳心相对），含胸低头；第三拍，两臂伸出至侧面上举（掌心相对），抬头挺胸，眼看前上方；第四拍：手臂落下还原成立正；五六七八拍与一二三四拍动作相同，方向相反。

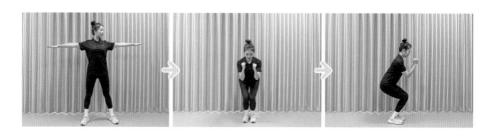

扩胸运动 第一拍，左脚向前一步同时手臂经前举扩胸至侧举，握拳，拳心向前；第二拍，身体向右转90度，手臂经体前交叉，曲臂向后扩胸；第三拍，身体向左转90度，同时，手臂经体前交叉，向后扩胸；第四拍，左脚收回成立正姿势，同时手臂经前举，还原至体侧；五六七八拍与一二三四拍动作相同，方向相反。

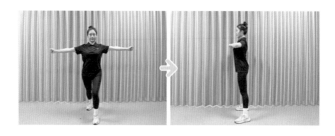

踢腿运动 第一拍，左腿向侧摆起45度，同时，两臂侧平举，掌心向下；第二拍，双腿并拢，屈膝半蹲，同时两臂还原至体侧；第三拍，左腿向后踢起，离地10~20厘米，同时，两臂经前摆至侧上举，掌心相对；第四拍，收手收脚，还原成立正姿势；五六七八拍与一二三四拍动作相同，方向相反。

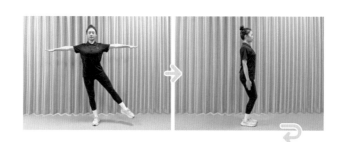

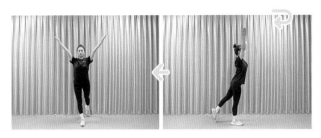

体侧运动 第一拍，左脚向侧一步比肩稍宽，同时左臂侧平举掌心向下，右臂胸前平屈，掌心向下；第二拍，下身保持第一拍的姿势，同时上体侧倾 45 度，左手叉腰，右手摆至上举掌心向内；第三拍，左腿并于右腿，同时半蹲左臂上举，右臂贴于体侧；第四拍，还原至立正姿势，同时，左臂经侧还原至体侧；五六七八拍与一二三四拍动作相同，方向相反。

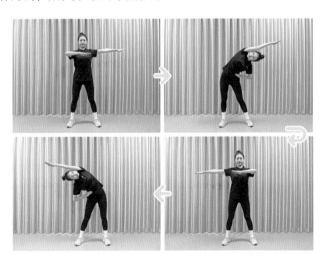

体转运动 第一拍，左腿向侧迈出，比肩稍宽，同时，两臂侧平举，掌心向下；第二拍，下身保持第一拍姿势，身体向左转 90 度，同时，双手胸前击掌两次；第三拍，上体向右转 180 度，同时，双臂伸直至侧上举掌心向内；第四拍，左脚还原成立正姿势，同时，身体转正，两臂经侧还原至体侧；五六七八拍与一二三四拍动作相同，方向相反。

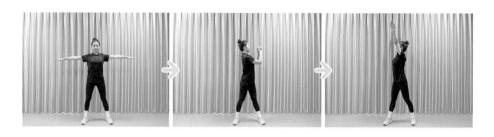

全身运动　第一拍，左脚向左迈出，比肩稍宽，两臂经侧摆至上举交叉掌心向前，抬头看手；第二拍，身体前屈，双臂体前交叉，掌心向内，低头看手；第三拍，收左脚，成半蹲姿势同时双手扶膝，肘关节向外低头，眼看前下方；第四拍，站起，成立正姿势；五六七八拍与一二三四拍动作相同，方向相反。

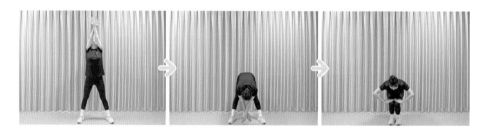

跳跃运动　第一拍，跳成左脚在前的弓步，同时撑手叉腰，肘关节向外，虎口向上；第二拍，跳成立正姿势；第三拍，跳成右脚在前的弓步；第四拍，跳成立正姿势；第五拍，跳成两脚开立，脚尖微微向外，膝盖向脚尖方向缓冲，同时，两臂侧平举掌心向下；第六拍，跳成立正姿势；第七八拍，动作同五六拍；第二至第四个八拍，动作同第一个八拍。

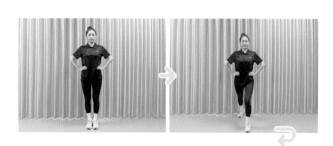

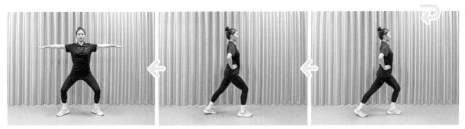

整理运动　一至四拍，原地踏步四拍；第四拍还原至立正姿势；五六拍，左脚向侧迈出，比肩稍宽手臂经侧摆起至侧上举，抬头45度眼看前上方；七八拍，左脚收回，同时手臂经体侧还原成立正姿势；第二个八拍同第一个八拍动作，但方向相反。

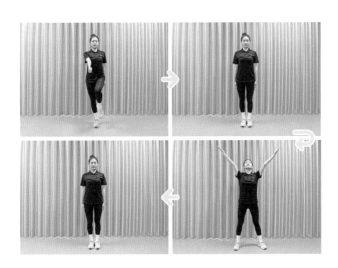

周五　微笑训练

俗话说得好，"笑一笑，十年少"，微笑对人们的健康有很多好处。但是，癌症患者极易产生消极不良情绪，背上沉重的精神包袱。那么怎样使癌症患者转变心态，保持愉悦的状态呢？在这里，我们推荐心理学上的快乐疗法。

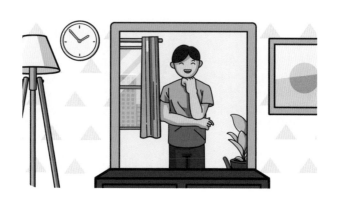

快乐疗法，是近年来颇为流行的防治疾病的一种自我疗法。研究证明，快乐疗法可以改善患者的身心健康。当患者保持乐观和放松的状态时，患者机体内会增加10%～14%的淋巴细胞来增强机体的免疫功能，抑制癌细胞生长。恶性肿瘤患者手术后若保持乐观的情绪，还可以延缓甚至抑制癌细胞的生长，减少放疗、化疗的不良反应，从而提高患者的生存质量，延长患者寿命。

癌症患者因心情压抑，想要做到开怀大笑是十分困难的，所以需要先去学习和控制微笑。

第一，可以借助笑话或是参加快乐的活动，或是回想生活中美好的瞬间或者事物，从轻度微笑开始，逐渐让自己适应微笑的状态，然后慢慢转变为露出牙齿的微笑，最后成为大笑，笑出声音。

第二，对镜练习微笑，发现自己笑了，就会笑下去，状态变好直到大笑。每天定时进行数次，每次5～10分钟。

第三，选择和积极向上的人相处。人的情绪有"传播性"。如果癌症患者经常和开心的人待在一起，会被快乐"传染"，自己也会逐渐变得快乐起来。

在微笑练习时，要一心一意，凝神专注，慢慢就会发现"笑"的魔力！

周一 如何通过调节肠道菌群抗癌？

肠道菌群是寄居在人体肠道内的正常微生物群落，维持着宿主肠道微生态的稳定，肠道微生态失调会促进肿瘤的发生，而特异的肠道共生菌及其代谢产物则可能抑制肿瘤的发生。每个人体内的菌群种类和数量不尽相同，健康人和癌症患者更是存在着天壤之别。肠道菌群紊乱可以诱发肿瘤，而肿瘤本身以及抗肿瘤治疗过程中也会造成肠道菌群的紊乱。研究表明，可以通过改善肠道菌群增加抗肿瘤的治疗效果并改善由于抗肿瘤治疗所导致的不良反应。

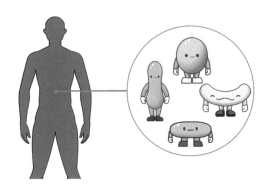

目前有理论基础支持的调节肠道菌群方式主要有三种：饮食和益生元调节、下一代活性生物制剂以及粪菌移植。以最为常见和实用的饮食和益生元调节为例，涵盖益生元食品、益生菌食品以及益生菌（或益生元）制剂。益生元食品指的是富含膳食纤维的营养食品以及新鲜的水果和蔬菜，可以帮助增强肠道内已经存在的有益细菌或"好细菌"。益生菌食品指富含益生菌的食物，如发酵食品

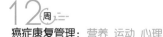

（如酸奶、红茶），可以帮助肠道菌群繁殖。益生菌（或益生元）制剂：市面上这类制剂琳琅满目，而且不同的益生菌菌株和药物的相互作用各不相同，有些可以协同增强治疗效果，有些则会阻碍药效发挥。因此，患者切不可胡乱服用益生菌，要遵从医生指导。

实操 如何调节癌症患者肠道菌群？

癌症患者究竟该如何调节肠道菌群呢？

进食细嚼慢咽 彻底咀嚼食物并减慢进餐速度，不但有助于促进营养的充分消化和吸收，还可以帮助患者缓解消化道不适及保持肠道健康。

摄入充足的水分 摄入充足的水分是促进健康肠道的一种简单方法，对肠黏膜和肠内益生菌的平衡具有有益作用。

改变饮食 减少加工食品、高糖和高脂肪食品的摄入，改善肠道健康。适当增加富含纤维的新鲜蔬果、全谷物、大蒜、洋葱、芦笋等益生元食物、发酵食品（如泡菜、酸菜、酸奶）、菌类（如各种蘑菇）、优质乳制品等，都可以帮助改善肠道菌群。

遵医嘱 在医生或营养师指导下服用益生元或益生菌制剂。

此外，缓解压力，保证充足睡眠，维持良好心态对肠道健康也非常重要。

周二　适合癌症患者的最佳运动时间

运动有利于缓解癌症患者常见并发症和功能障碍，那么适合患者康复的最佳运动时间是什么时候呢？

研究表明，在早上 8:00—10:00 进行体育锻炼，对乳腺癌和前列腺癌的预防作用可能更大。其可能原因是：第一，较高的雌激素水平与乳腺癌风险增加有关，而体育活动可能会降低雌激素水平；第二，褪黑激素具有广泛的抗癌作用。与早晨锻炼相比，中午和下午锻炼会延迟褪黑激素分泌节律的开始和高峰期，从而缩短褪黑素产生的时间，降低褪黑素水平。

患者在选择晨练时，应注意以下四点：

● 晨练前不要完全空腹，可以喝水，吃一点易消化的主食类食物，补充能量，这样有助于运动。另外，选择跑跳类的运动时不宜吃得太多。

● 晨练后不要睡"回笼觉"，"回笼觉"会让老人白天更容易困乏，影响晚间睡眠，导致生物钟混乱，从而形成恶性循环。

● 患者在感到身体不适的时候，应避免进行晨练，若前一天睡眠状况不好也建议暂停晨练。

● 尽量选择快走、慢跑、八段锦、瑜伽等比较柔和的有氧运动，并且在运动前充分热身。

实操 适合癌症患者提高柔韧度的瑜伽练习

瑜伽是一种集冥想放松、有控制的呼吸、肢体伸展和体力运动于一体的健身项目，属于有氧运动，由舒缓的音乐配合瑜伽体式组成。瑜伽可以调节癌症患者体内的激素水平、炎症反应及免疫系统，增强机体功能；同时还可以释放压力，缓解焦虑情绪，改善睡眠，促进心理平衡，有益于身心放松。

接下来推荐几个瑜伽动作。

坐姿瑜伽动作

冥想 成自然坐姿，让坐骨坐实于地面，大腿外旋，小腿内旋，膝关节寻找地面，吸气，脊柱延长，胸腔打开，呼气，肩膀向

125

后向下沉，肋骨内收，腹部收紧，大拇指轻触无名指，放于膝盖。缓缓闭上眼睛，收下颌，颈椎延长，让枕骨和胸椎成一条直线，保持自然呼吸，建议持续 10 分钟以上。

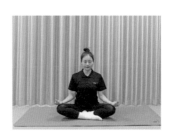

祈祷式　两手在胸口合十，掌心面向正前方，水平移动向两侧，四指握大拇指向上，落手时夹肋骨保持 90 度，手肘向后推，吸气延长脊柱，呼气收肋骨，大拇指向后旋，30 秒 / 组，3 ~ 5 组。

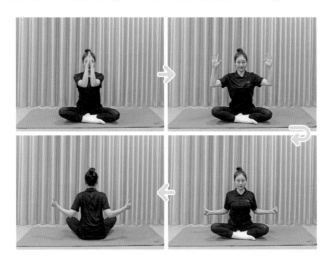

布鲁式　简易坐姿，肩膀下沉，双手前平举，掌心相对（肩胛骨向后收），肩胛骨中立位，十指张开，屈手肘到肋骨，伸展手臂向两侧，30 秒 / 组，3 ~ 5 组。

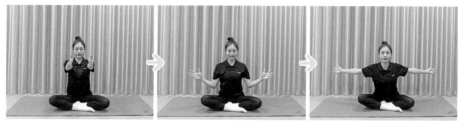

站姿瑜伽动作

摩天式 双脚并拢，山式站姿，肩膀下沉，卷尾骨收紧核心，吸气，双手十指交扣向上翻转掌心举至头顶上方，双脚前脚掌踩地，脚后跟离开地面，呼气，双手落脚缓慢落下，重复 5～10 次。

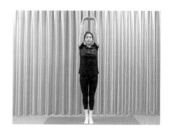

风吹树式 双脚打开与髋同宽，脚趾抓地，脚掌位置不发生变化，卷尾骨收紧核心，臀部收紧，呼气，双手向上举，右手抓左手腕，身体向右侧拉伸，用右手抓左手臂拉长，吸气手带动身体回正；呼气，换另一侧，左手抓右手腕，身体向左侧拉伸。吸气手带动身体回正，双手缓慢还原至身体两侧，重复 5～10 次。

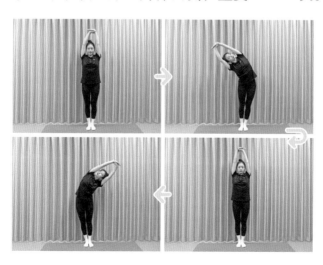

背后十指交扣　双脚打开与髋同宽，脚趾抓地，脚掌位置不发生变化，卷尾骨收紧核心，臀部收紧，肩膀由前向后向下旋肩，双手在背后十指交扣，伸直手臂，慢慢向后向上抬起，停留5个呼吸，缓慢还原至身体两侧，重复5～10次。

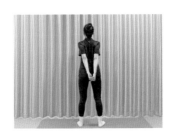

站姿简易脊柱扭转　山式站立，肩膀下沉，卷尾骨收紧核心，臀部收紧，双腿中可夹瑜伽砖辅助标准站姿，呼气扭转身体向右，同时左手推右肩向后，右手屈臂于背后；吸气还原回正身体，呼气转体向左，右手推左肩向后，左手屈臂于背后，骨盆始终朝前且保持中立位。一左一右为1次，重复5次。

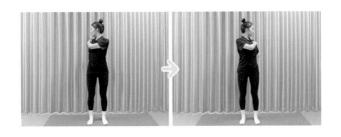

卧姿瑜伽动作

婴儿式　以简易坐的坐姿跪坐在垫子上，双脚踇趾并在一起，双手轻轻放在大腿上，肩部打开，微微下压。呼气时，双手移至身体两侧，上身自尾椎开始，一节一节往前方放松落下，直至腹部贴近大腿，胸部落在膝盖上，额头贴近地面，闭上双眼放松面部肌肉，放松身体，均匀呼吸。

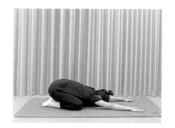

仰卧束角式　自然坐姿，屈双膝双脚踩地，身体向后向下，背肩头落于抱枕上，双腿屈膝脚心相对，脚掌合并，双膝自然向两侧打开沉向地面，手臂侧平举置于身体两侧，手肘贴地，掌心朝上，保持 5 个呼吸。

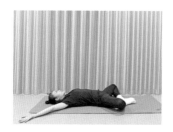

周三　怎么吃可以改善睡眠？

睡眠对于保持身体健康非常重要，但癌症患者因承受巨大的精神压力和生理痛苦，失眠发生率高达 60% 左右。失眠不但会加重癌症及其治疗的其他症状，如疼痛、疲劳和恶心，导致焦虑、抑郁

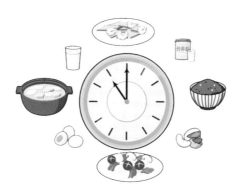

和易怒等心理问题，还会削弱免疫系统，使身体更难抵抗感染和疾病。为了缓解癌症患者的失眠，可以采用一些辅助办法，例如练习良好的睡眠卫生习惯、睡前避免咖啡因和电子产品、使用遮光性强的窗帘创造良好的睡眠环境、运用放松技巧（如冥想或深呼吸）等。必要时寻求医生指导服用药物来帮助入睡。

实操 应对失眠小妙"吃"招

下面给大家整理一些适合癌症患者、温和又助眠的"吃"招。

首先我们要知道失眠时的饮食原则：

食要定时 胃肠道的消化和睡眠一样，也受生物钟的控制，每天按时吃饭、按时睡觉，建立正常的生活节奏，有利于改善睡眠情况。

少食多餐 饮食以少食多餐为宜，睡前进食既不宜过饱，又不宜过少。忌一切刺激性食物。平时宜食清淡且富有营养的食物。

依体质择食 我们不论吃什么食物，不能盲目多吃乱吃。

有一些食物可以帮助更好地入睡。这些食物包括：

富含钙的食物 如奶及奶制品。

富含镁的食物 镁是天然的放松剂和镇静剂，富含镁的食物有绿叶蔬菜、黑米、荞麦、木耳、香菇等。

富含锌的食物 缺锌可导致失眠。牡蛎、鲱鱼、瘦肉、动物肝脏均富含锌。

富含色氨酸的食物 如鱼、肉、蛋、牛奶、酸奶、奶酪等。色氨酸是大脑制造血清素的原料，可以让人的精神放松、心情愉快，从而引起睡意。

富含褪黑素的食物 睡眠与大脑松果体分泌的褪黑素有关。动物性食物是褪黑素的良好来源，一些植物性食物如玉米、百合、苹果、萝卜中也含有。

富含 B 族维生素的食物　维生素 B_1、维生素 B_2、维生素 B_3、维生素 B_6、维生素 B_{12} 等均有助眠的功效。富含 B 族维生素的食物有酵母、全麦制品、花生、核桃、绿叶蔬菜、牛奶、动物肝脏、牛肉、猪肉、蛋类等。

周四　癌症患者能不能跳广场舞?

广场舞作为运动疗法、团体疗法和音乐疗法相结合的有氧健身运动，既可以帮助患者改善心肺功能、缓解疲劳、调节精神和增强体质，也可以通过与同伴的互动，调节人际关系，营造和谐的人际氛围，还可以通过欢快的背景音乐调整心态，对患者的康复具有积极促进作用。

处于康复期的患者，建议每周进行 3～5 次运动，每次运动时间维持 10～30 分钟。可根据自身状况，选择不同类型的广场舞。在跳广场舞时，应注意 4 个"要不得"。

"闻鸡起舞"要不得　许多人习惯早起进行运动，如清晨五六点，这时运动风险较大，尤其在冬天，容易诱发脑出血及其他疾病。

"饭后就跳"要不得　患者胃肠道本就比较虚弱，饭后运动会增加胃肠负担，所以患者不可饭后立刻进行运动，同时也不宜空腹进行运动。

"幅度太大"要不得　老年患者韧带弹性下降，关节不灵活，应避免大幅度运动，如乳腺癌患者在切除手术后，上肢运动幅度不宜过大。

"超强待机"要不得　刚开始要选择节奏缓慢、强度小、时长适宜的广场舞。

患者在跳舞前，要进行肌肉拉伸及关节活动的准备活动，遵循循序渐进、量力而为的原则；此外，患者要穿运动鞋和适合运动的衣服，防止跌倒。对于极度疲乏、严重贫血、手术创伤愈合期的患者暂不能进行广场舞运动。

实操 适合癌症患者的有氧操舞（广场舞）推荐

接下来给大家推荐一套由全国广场舞健身活动推广委员会推广的有氧操舞——《丝绸之路》广场舞。这套广场舞健身操共有 5 个动作，患者可根据自身情况，按照节拍或音乐进行运动，建议每天运动 30 分钟，可一次性完成，也可分上午和下午各 15 分钟组合完成，运动前应进行关节活动，运动后进行肌肉拉伸。

前奏动作　两个八拍，第 1 个八拍，左脚重心向前，右脚脚掌点地，双手呈脱帽式，左手不动，右手向内绕弯 4 次，双手放在眼睛前面，依次提手腕、掌指关节、第 2 指关节、指尖，双手拉开，交叉步原地转身至原位。第 2 个八拍同第 1 个八拍方向相反，动作相同。

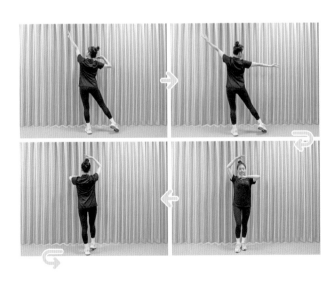

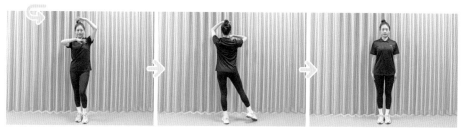

　　动作一　4个八拍，第1个八拍，前后交叉步，双手交叉放于肩部，左右交叉步，双手打开，手掌灵活左右摇摆。第2个八拍同第1个八拍方向相反，动作相同，一左一右为1次，做2次。

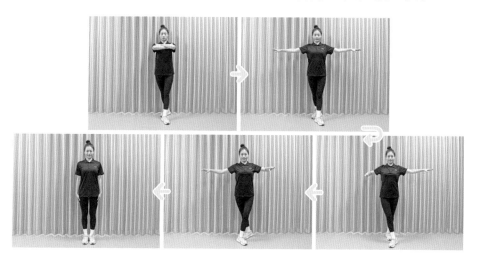

　　动作二　4个八拍，第1个八拍，双手在身前交叉，打开时呈一条斜线，右脚支撑，左脚向后点地，双手收回，接着再次打开。第2个八拍，双臂呈L形，以右脚为轴，左脚点地缓慢旋转，第3个八拍和第4个八拍同前两个八拍方向相反，动作相同。

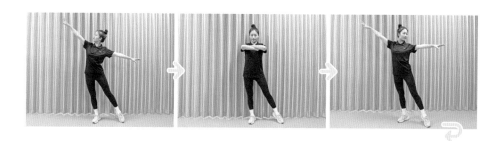

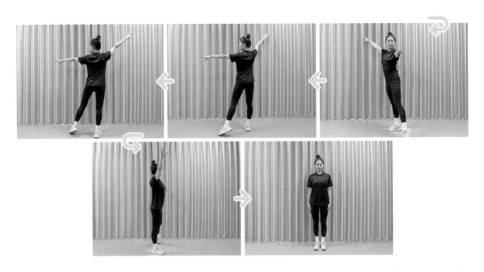

动作三　4个八拍，双手举过头顶绕手腕，左脚向前走两步恰恰步，右脚向后走两步恰恰步，接着右脚向后退四步。第2个八拍同第1个八拍，唯方向相反。第3个八拍在第1个八拍的基础上增加了转体。第4个八拍同第3个八拍，方向相反，动作相同。

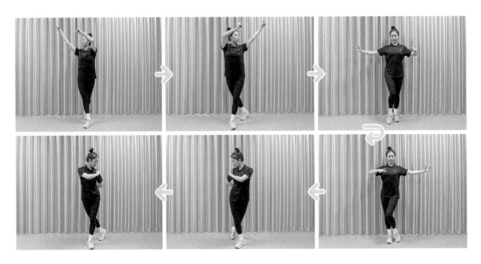

结束动作　两个八拍，第1个八拍，双手举过头顶，右脚踩地，左脚点地，缓慢转圈。第2个八拍同第1个八拍方向相反，动作相同。

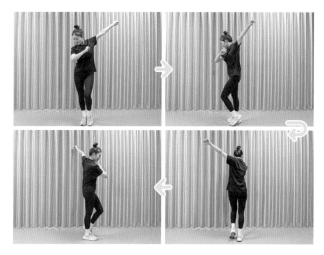

周五　接受训练

"高血压啊？吃药就好了。"

"什么！我得了肿瘤？我不能接受！我很害怕，很痛苦！"

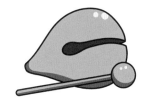

人们听到确诊高血压和确诊肿瘤往往是两种截然不同的反应。

但是您知道吗？早在 2006 年，世界卫生组织就将恶性肿瘤定义为一种慢性疾病。所谓慢性病，就是病理变化缓慢、病程长、短期内不能治愈或终身不能治愈的疾病。因此，要以防治慢性病的方式和心态来应对肿瘤。然而，同样是慢性病，患者很容易接受高血压、糖尿病的长期吃药控制，却很难接受肿瘤的长期综合治疗。

这是为什么呢？或许感到痛苦是他们很难接受患病这个事实的重要原因吧。他们痛苦的表现形式也多种多样，如伤心、无助、绝望、失控，甚至焦虑或恐慌。人们常常想："不会又复发了吧？""我会死吗？""为什么这会发生在我身上？""我一无是处，只会

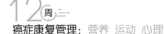

给家人带来负担！"等等。这些痛苦会让患者寝食难安，甚至影响患者的思维、感觉或行为，而这些都可能让患者更加难以应对癌症。

因此，学习应对痛苦，并获得应对之道，对癌症康复非常重要！其实，一定程度的痛苦是正常的，因为所有与癌症有关的事情都是负面的。应对痛苦的第一道防线是拥有一个让患者感到安全的癌症照护团队。即使患者认为自己的感受和想法微不足道，也要与他们谈谈自己的感受，他们可以指导患者获得所需的帮助。

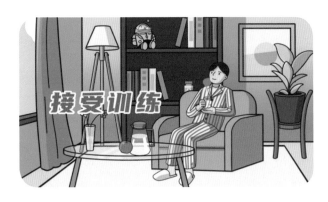

如果是感到痛苦的亲人或看护者，可以让癌症照护团队知道他们也需要帮助。他们是患者强大的支持来源，调节和减轻他们的痛苦也很重要。

可以选用前面介绍过的数字分级法，来评估过去一周的痛苦程度。10 是能想象到的最高程度的痛苦，0 是没有痛苦。如果回答是 4 或以上，就可能有中度以上的痛苦。事实上，每 10 名患者中就有多达 4 名有严重的痛苦。因此，在痛苦中，我们并不孤单。我们需要做的不是隐藏痛苦或者任由痛苦吞噬自己，而是应该主动出击打败痛苦，或者向医生和肿瘤护理团队寻求帮助。

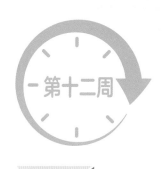

第十二周

周一 防止癌症复发的饮食原则

不知不觉，我们已经熟知营养不良的害处，对抗癌治疗期间可能出现的不良反应也能从容应对，对于常见肠内营养制剂的选择也有了比较全面的认识。此时，如果患者仍处于抗癌治疗中，那就对之前的内容循环往复去学习，去实践；如果患者已经结束治疗，那么相信患者正走向康复。不论是处于哪种状态，患者和家属一定关心怎么吃可以防止肿瘤复发。其实，做到"三增三减一核心"，便可以很大程度上避免肿瘤的复发。

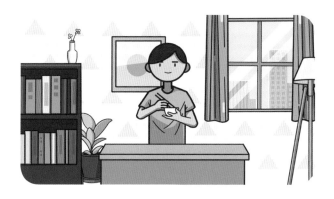

三增 尽可能食物多样化，康复期患者每日食物种类保证在12种以上，荤素搭配。增加优质蛋白质的摄入，多选择鱼、禽、肉、蛋、豆类，增加新鲜蔬菜、水果的摄入，在胃肠功能允许的条件下增加粗杂粮的摄入。

三减 与抗癌治疗期高消耗状态下对于脂肪的高需求不一样，康复期需要减少高脂肪食物。同时，减少精制糖的摄入，减少腌渍、烟熏、烘烤及陈腐类食物的摄入。当然，避免酒精和烟草也很重要。

一核心 营养不良仍是肿瘤复发的关键原因之一。因此采用各种手段防止营养不良的发生仍是今后相当长一段时间需要特别关注的。平衡膳食加口服肠内营养制剂是保证能量和蛋白质摄入充足的关键。当然，传统中医药博大精深，也可以在中医师的指导下摄入一些药食同源的食材补气养血。

实操 每天 12 种（类）食物远离癌症复发

新鲜蔬菜、水果 含有丰富的抗癌物质，且色彩越深，抗癌物质就越丰富。

大蒜 大蒜是最有效的防癌抗癌食物，尤其是针对皮肤癌、结肠癌和肺癌。

亚麻籽 亚麻籽具有抗氧化和抑制癌变的作用。

叶酸 谷物、全麦制品是叶酸的良好来源，可以预防直肠癌。

茶 尤其是绿茶，可以降低乳腺、前列腺、肺、口腔、膀胱、结肠、胃、胰腺等多部位肿瘤发生的危险性。

白菜家族（十字花科） 包括西蓝花、菜花、卷心菜、芽甘蓝、小白菜和羽衣甘蓝等可以防止肿瘤复发。

西红柿 富含番茄红素，能有效清除自由基，起到抗癌、抑癌的作用。

苹果 富含膳食纤维和维生素 C，一个苹果中含有日常推荐量 10% 的膳食纤维和维生素 C。红苹果中含有的花青素和三萜类化合物都具有极强的抗氧化能力，对预防结肠癌复发具有积极意义。

莓类 蓝莓、草莓和树莓也含有大量防癌抗癌成分。

胡萝卜 胡萝卜含有胡萝卜素，与其在体内转化成的维生素 A

一起发挥防癌抗癌作用。

深海鱼　深海鱼富含 omega-3 脂肪酸，具有防癌抗癌的作用，但千万不要油炸。

特色植物油　茶油和橄榄油是富含单不饱和脂肪酸最丰富的两类食用油，胡麻油是多不饱和脂肪酸的含量最高的食用油，接近35%，它们都富含化学抗氧化剂和维生素 E，具有防癌抗癌的作用。

周二　患者运动一段时间适应后能否进阶？

对于癌症患者来说，动起来就比静坐有益，且在一定范围内增加运动量与更低的死亡风险相关。因此，在运动一段时间体能水平、健康状况等方面有所改善后是可以考虑进阶的。前提是要对患者进行运动相关的功能性评估，并根据患者完成该动作的熟练度和轻松度进行判断以确定是否可以进阶，及时调整运动方案。

有氧运动可以通过增加频率、强度、时间和种类来完成，但建议一次只在一个要素上增加。在下面 3 个条件都满足时才考虑增加强度：①对现有运动强度的主观疲劳感觉的评分等级为低强度；②运动时的心率低于运动处方所设定的训练心率区间的下限；③运动时没有任何呼吸急促、心绞痛、胸痛、胸部不适，肌肉或关节疼痛症状。

抗阻运动中可调整每个肌群的训练组数、负荷、同等负荷下的重复次数以及每组之间休息的时间。训练频率对刚刚开始锻炼的人可以控制在每周 2～3 天，经过一段时间的训练后可以增加到每周3～4 天。若在进阶过程中出现不适可将训练休息间隙时间增加，也可以分时间段完成或者停止运动。

总之，患者适应初始运动处方后可对运动方案进行进阶。不管何种运动，都应基于患者的耐受性进行调整，运动量由小到中，运动时间由短到长，循序渐进，在运动锻炼的进程中依据身体机能和病情变化，相应调整运动内容。

实操 运动处方若不能适应该如何调整？

患者的运动方案会贯穿治疗和康复的全过程。在不加重症状或不良反应的情况下，可以逐渐延长运动时间，增加运动频率，提高运动强度。但在运动进阶前后，要注意观察患者的食欲、睡眠、运动欲望、排汗量，有无疲乏感、心悸、气短、头疼、腰腿疼等。如果运动后，自我感觉精力充沛、心情愉快、睡眠及食欲好，没有心悸、气短等情况，虽有疲劳感，经休息后可恢复正常，说明运动量适宜。如果感到非常疲劳，吃不下，睡不好，经休息后仍感到周身无力，甚至对运动产生厌倦感，说明运动量过大，患者无法适应，需对运动处方进行调整，可考虑降低运动的强度、减轻运动持续时间、减少运动的频率，以及调整运动方式，直到能够适应。

周三 癌症患者如何进行家庭营养管理？

患者在经历治疗后，身体逐渐康复，饮食也需要随之逐步过渡到正常饮食。此时，患者已脱离医院，家庭便成了实现患者自我营养管理的场所。

首先，养成良好的健康生活习惯，遵从健康生活方式是家庭营养管理的最重要内容。

其次，在很长一段时间内，家庭营养管理的一个重要内容就是口服肠内营养。养成口服肠内营养的习惯，有助于防止营养不良的发生，促进康复，防止肿瘤复发。

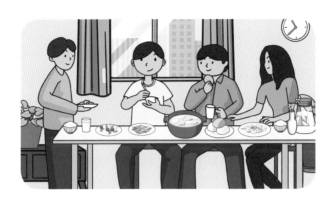

另外，家庭营养管理的另一个重要内容就是学会记录。每天记录自己的摄食量，大小便量，以及每次饮食或口服营养制剂后的不适症状。每周记录自己的体重、食欲、运动等等。

最后，寻找专业人士对患者每3个月进行一次营养风险评估和检测，若出现非自主性体重丢失、持续食欲下降及摄食量减少，应及时到社区卫生服务机构或医院就诊。

实操 适合癌症康复人群的食物有哪些？

没有任何一种食物能满足患者所需的所有能量和全部的营养素，因此需要均衡的营养搭配。建议平均每天摄入12种以上、每周25种以上的食物。

关于食材的选择：

谷类和薯类 保持每天适量的谷类食物摄入，成年人每天摄入200～400克为宜。在胃肠道功能正常的情况下，注意粗细搭配，粗粮至少占1/3以上，如全麦、糙米、燕麦、小米、薏米、玉米、绿豆、红薯、山药等。

动物性食物 适当多吃鱼、禽肉、蛋类，减少红肉（如猪、牛、羊肉以及加工肉制品）的摄入，增加白肉的摄入量，可选择

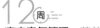
鱼、虾、贝类、鸡、鸭、鹅等。

豆类及豆制品　每日适量食用大豆及豆制品。推荐每日摄入约50克等量大豆。

蔬菜和水果　推荐蔬菜摄入量300～500克，建议各种颜色蔬菜、叶类蔬菜。水果摄入量200～300克，可以选择颜色较深的水果。

油脂　使用多种植物油作为烹调油，每天在25～40克。烹调时建议蒸、煮、炖等方式。

其他　避免酒精摄入，限制烧烤（火烧、炭烧）、腌制和煎炸的动物性食物。

患者出现明确的矿物质及维生素等营养素缺乏时，在寻求医学治疗的同时，可考虑膳食强化来补充部分营养素，常见富含铁、维生素 C、维生素 E、β- 胡萝卜素以及硒的食物可见国家卫生健康委员会发布的《恶性肿瘤患者膳食指导》（WS/T 559—2017）。

周四 癌症患者康复期该如何锻炼？

治疗肿瘤的最终目的是让患者回归正常生活和工作，而运动是促进患者身体各项机能恢复不可缺少的手段，可提高患者的整体生命质量。大量研究表明，积极运动的患者比运动少的患者，癌症复发风险更低，生存率更高。

康复期的患者可以根据自身情况，制订一个循序渐进的体能恢复计划，自然恢复与主动运动康复相结合，使机体各器官的生理活动逐步按正常节律运转，从而恢复正常生活。刚出院经过一段时间的休养之后，身体机能稍有好转，此时可积极开展运动锻炼，以促进身体快速恢复，建议以强度较低的散步、太极拳、瑜伽等有氧运动为主，运动量要小，运动强度以身体微微发热、不感到疲惫为宜。随着患者身体各项功能的改善，可逐渐增加运动量与时间，身体条件较好或恢复较好的患者可以在有氧运动的基础上进行个体化的抗阻训练，以保持肌力和肌肉质量。达到应有的强度后，就可以在此水平上坚持运动，从而改善患者心情，强身健体，提高免疫力。切忌在运动过程中突然加大或无限加大运动量，以免出现运动意外。

实操 适合癌症康复人群的锻炼方案

在患者康复过程中，运动是不可缺少的重要手段，运动主要目的在于尽快提高和促进患者身体各种功能的康复。癌症患者往往因接受一些治疗而限制了身体的正常活动，使机体或机体的某些部位得不到应有的锻炼，出现肌肉萎缩、关节僵直、组织退化，一些器官和系统出现功能减退。因而有意识地进行适当的体育锻炼是很有必要的。但在体育锻炼时应掌握好运动的负荷和节奏，合理安排锻炼时间，进行特殊锻炼需有专业人员指导，防止意外受伤。待运动适应后，患者应该选择适合自己的同健康人无异的锻炼方式进行长期规律锻炼。

有氧运动、抗阻运动和柔韧性练习以及这三项运动的组合对于康复期的患者都比较适用。

有氧运动 散步、上下楼梯、快走、慢跑、广场舞、太极拳、骑自行车和游泳等。建议刚开始运动时以低至中等强度 [最大心率（220 – 年龄）的 40% ~ 50%] 进行运动，每周 3 ~ 5 天，每次 30 分钟，或者一次 10 分钟，每天 3 次，每周不少于 150 分钟，在身体耐受的情况下，可逐渐增加运动强度或运动时间。

抗阻运动 如坐站转换、借助弹力带等做肩关节内收与外展，以及膝关节的屈、伸等。建议每周 2 ~ 3 天，每天 1 ~ 2 组，每组动作重复 8 ~ 10 次，在身体耐受的情况下可以逐渐增加训练组数。

柔韧性练习 如瑜伽。建议每周 2 ~ 3 天，每天练习更有效，拉伸时每个动作需至少保持 10 秒，在身体耐受的情况下可适当延长时间。

患者可根据自身情况针对性地选择合适的运动项目。在运动时采取循序渐进原则，根据身体出现的变化，及时地调整运动强度，如在运动过程中出现明显气促及不适感，则应减少运动强度或逐渐停止。

周五 信心训练

每个人的体内都有一种超乎寻常的潜能，这种潜能一旦被激发出来，会有意想不到的结果，而信心就是这种潜能的激发器。我们经常会看到很多抗癌明星奇迹康复的故事，这与他们坚定的抗癌信心是分不开的。抗癌的重中之重是要重拾信心以及对生活的热情，这其实不难。

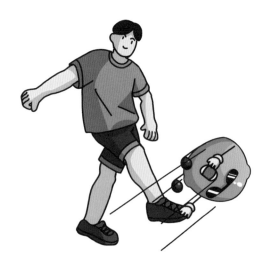

有"既来之，则安之"的积极态度　认识到癌症只是一种疾病，并非"不治之症"。

学习抗癌经验　从抗癌明星的经验体会中吸取力量，获得向癌症作斗争的强大精神支柱。还可以常阅读国内的医学普及刊物、中老年养生书籍等，经常阅读一些癌症患者同癌魔作斗争康复的事例，从中激发自己同癌症作斗争的必胜信念。

总结经验　随时将自己同癌症进行斗争的成功经验和良好反应记录下来，或者讲给亲人、朋友听，经常与同室病友或癌友交流信息。

转移注意力　我们可以将身心投入饮食、运动、起居等方面，重新拾回自己的兴趣爱好。或通过深呼吸、听音乐、看书等简单易行的活动放松身心。

群体支持　当面对不良情绪，我们应该向专业人士、家属或抗癌群体寻求支持。良好的家庭氛围，形式多样的集体活动，通过他人的抗癌经历来鼓励自己，抚平精神创伤，借鉴康复经验，帮助自己树立战胜疾病的信心。

做完今天的工作，十二周营养、运动、心理的康复训练就结束了。十二周的时间，我们身体里的大部分细胞已经更新了至少一轮，十二周的陪伴，我们对于癌症的认知，对于营养、运动、心理在癌症患者康复过程中的重要性也基本全面了解，并正在付诸实践。

因此，我们有理由相信，今天的我们是一个全新的我们，未来的康复之路上我们将信心满满，不惧挑战！

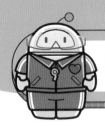

附录　12周癌症康复管理计划一览表

时间	营养	运动
	周一	周二
第一周	癌症患者为什么容易出现营养不良？ 实操：测一测自己是否有营养不良	癌症患者是否可以运动？ 实操：癌症患者运动前的综合评估
第二周	癌症患者是否需要忌口？鱼、虾等"发物"可以吃吗？ 实操："发物"巧搭配	癌症患者运动有哪些益处？ 实操：移动能力评估
第三周	癌症患者需要吃人参、冬虫夏草等补品或保健（功能）食品吗？ 实操：癌症患者药膳食疗食谱举例	运动前如何进行简单风险评估？ 实操：利用"PARQ问卷"进行运动前健康筛查
第四周	化疗期间的饮食原则有哪些？ 实操：化疗期间食物选择	哪些运动形式更适合癌症患者？ 实操：适合改善癌症患者消极情绪的运动形式
第五周	免疫力低该怎么办？ 实操：提高免疫力的食物举例	癌症患者在放、化疗期间需要停止运动吗？ 实操：适合放、化疗期间在家进行的运动方案
第六周	恶心、呕吐怎么办？ 实操：恶心、呕吐常见处理方法	癌症患者的总体运动推荐有哪些？ 实操：快走和慢跑指导

续表

营养	运动	心理
周三	周四	周五
饥饿疗法可以"饿死"癌细胞吗?	运动会不会造成癌细胞扩散?	确诊癌症后心态崩了? 不,我们需要知道这一点!
实操:恶性肿瘤患者膳食指导原则	实操:简单评估心肺耐力	
癌症患者为什么要合理营养?	癌症患者进行运动之前一定要进行评估吗?	可能要面对很多棘手的问题,准备好了吗?
实操:癌症患者饮食可遵循"三高一低"	实操:简易评估下肢肌肉力量	
化疗带来的常见不良反应有哪些?	增加日常体力活动能弥补运动不足吗?	患者承受巨大心理和身体痛苦,家人可以做什么?
实操:虚弱和疲劳时的饮食建议	实操:推荐癌症患者可以进行的日常体力活动有哪些?	
化疗结束后的饮食原则是什么?	本身就常感疲乏,还要进行运动吗?	如何缓解焦虑与不安?
实操:适合化疗患者的抗氧化蔬果汁食谱	实操:选择合适的锻炼方式有效缓解疲劳感	
没有食欲,不想吃饭怎么办?	放、化疗期间运动应该注意什么?	什么是"正念",对我有帮助吗?
实操:食欲减退—试试高蛋白半流食食谱	实操:适合放、化疗期患者锻炼的场所	
癌症患者便秘、腹泻怎么办?	如何科学评估运动量?	冥想训练
实操:癌症患者便秘、腹泻的饮食调整	实操:利用固定自行车锻炼	

时间	营养	运动
	周一	周二
第七周	如何简单评估营养摄入是否达标？ 实操：简明膳食自评表	运动过程中的强度如何简单判断？ 实操：在室内利用椅子进行力量练习
第八周	对抗癌症的好帮手——肠内营养粉如何选择？ 实操：看标签，算能量	癌症患者有哪些症状时是明确不能运动的？ 实操：利用自重进行力量练习
第九周	哪些膳食可以帮助癌症患者提高免疫力？ 实操：彩虹饮食，美丽人生	癌症患者练习传统体育项目有哪些益处？ 实操：适合癌症患者改善肠胃功能的八段锦招式
第十周	贫血该怎么办？ 实操：可以改善贫血的常见食物	癌症合并肌少症时应该如何运动？ 实操：增加下肢力量的抗阻练习
第十一周	如何通过调节肠道菌群抗癌？ 实操：如何调节癌症患者肠道菌群	适合癌症患者的最佳运动时间 实操：适合癌症患者提高柔韧度的瑜伽练习
第十二周	防止癌症复发的饮食原则 实操：每天 12 种食物远离癌症复发	患者运动一段时间适应后能否进阶？ 实操：运动处方若不能适应该如何调整？

营养	运动	心理
周三	周四	周五
肌肉减少的危害及改善方法有哪些？	一次性无法完成推荐的运动量时,分次进行是否一样具有效果？	呼吸训练
实操:蛋白粉的选择	实操:利用水瓶(哑铃)进行力量练习	
肠内营养制粉使用的原则是什么？	癌症患者运动时出现哪些症状应立即停止运动？	放松训练
实操:使用肠内营养制剂需要注意的问题	实操:利用弹力带进行力量练习	
癌症患者需要补充维生素等保健品吗？	之前没有锻炼习惯的癌症患者如何进行运动？	感恩训练
实操:抗氧化类保健品——一把双刃剑	实操:改善癌症患者睡眠质量的八段锦招式	
如何应对身体炎症？	治疗期间严重贫血的癌症患者能否运动？如何运动？	微笑训练
实操:了解促炎饮食和抗炎饮食	实操:改善贫血的运动	
怎么吃可以改善睡眠？	癌症患者能不能跳广场舞？	接受训练
实操:应对失眠小妙"吃"招	实操:适合癌症患者的有氧操舞推荐。	
癌症患者如何进行家庭营养管理？	癌症患者康复期该如何锻炼？	信心训练
实操:适合癌症康复人群的食物	实操:适合癌症康复人群的锻炼方案	

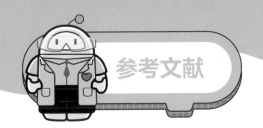

[1] Linda E. Carlson, Michael Speca. 正念癌症康复 [M]. 孙玉静 , 译 . 北京 : 机械工业出版社 ,2016.

[2] 丛明华 , 石汉平 . 中国恶性肿瘤患者运动治疗专家共识 [J]. 中国科学 : 生命科学 ,2022,52(04):587-602.

[3] 葛可佑 . 中国营养科学全书 [M]. 北京 : 人民卫生出版社 ,2004.

[4] 中国营养学会 . 中国居民膳食营养素参考摄入量 (2013 版)[M]. 北京 : 科学出版社 ,2014.

[5] 孙长颢 . 营养与食品卫生学 [M].8 版 . 北京 : 人民卫生出版社 ,2017.